JN269158

はじめに

　研修医のころ、顔面骨骨折の手術に入るのは、とてもイヤでした。

　手術はなんだかごちゃごちゃして時間がかかるし、術野が狭くて、出血も溜まってよく見えない、ぴたっと骨があうことも少なく、フラストレーションのたまるオペでした。できれば他の唇裂とか植皮とかの方にあたらないかなぁ、と思っていました。

　その後、救命センターに1年ほど勤務した際にずいぶんと骨折を経験することになりましたが、そのときいつの間にか骨折のオペが好きになったようです。大学に戻った後も、骨折の症例があるたびに通って手術をさせてもらっていました。

　顔面骨骨折は、時にとてもやっかいな手術なのですが、原則にのってていねいに組み上げていけば、実はちゃんとつじつまのあう面白い手術です。

　また顔面骨骨折は、大胆な骨の手術のように見えますが、常に軟部組織へ気を配る必要のある繊細な手術です。そして、機能と形態が絶妙のバランスで収まる"顔"という臓器を扱うことができる、魅力のたっぷり詰まった、とてもチャレンジングでエキサイティングな分野です。本書を通じて顔面骨骨折の楽しさを感じ取っていただき、多くの外傷患者さんの社会復帰に貢献していただけると幸いです。

　顔面骨骨折については、すでに田嶋定夫先生のすばらしい教科書があり、骨折に関するほぼすべてを網羅しています。本書は実際の手技を中心としたインストラクションとなっていますので、これをサブノート、あるいは入門書としてお使い頂きながら、詳細な解剖や文献的な検証についてはぜひ田嶋先生の本を一読していただくことをお勧めします。

　最後に、咬合の項についてご高閲頂いた東京大学矯正歯科の須佐美隆史先生、多くの顔面骨骨折を経験させて頂いた都立墨東病院救命救急センターの皆様、諸事にご協力頂いた東京大学形成外科教室員の皆様に深謝致します。今回は、宇田宏一君、去川俊二君との共著となりましたが、彼らのサポートなくして本書はありませんでした。そして克誠堂出版の大澤王子さんにはまたまたお世話になりました。厚くお礼申し上げます。

2007年3月
菅原康志

もくじ / CONTENTS

はじめに

1 顔面骨骨折を扱うときの基本事項　1
- 1-1　基本的な考え方　Basic concepts　2
- 1-2　治療を成功させるための要素　Principles of treatment　2

2 診断と戦略　5
- 2-1　診断　Evaluation　6
- 2-2　戦略　Strategy　11
- 2-3　インフォームド・コンセント　Informed consent　14

3 環境整備　17
- 3-1　麻酔関連の環境　Arrangement of anesthesia　18
- 3-2　手術台周辺の環境　Arrangement of operation table　19

4 手術　21
- 4-1　"気持ち"　Mental factors　22
- 4-2　"技"　Technical factors　24
- 4-3　インスツルメント　Instrumentation　26

5 咬合　43
- 5-1　正常な咬合、異常な咬合　Normal occlusion, malocclusion　44
- 5-2　顔面骨骨折における咬合の再現　Occlusal reconstruction　52
- 5-3　顎間固定　Internal maxillary fixation　55

CONTENTS

6 整復と固定　　57

- 6-1　眼窩骨折　Orbital fracture　58
  - ■内壁骨折　58
  - ■下壁骨折　64
  - ■内壁下壁合併骨折　69
- 6-2　頬骨骨折　Malar bone fracture　70
- 6-3　頬骨弓骨折　Zygomatic arch fracture　78
- 6-4　鼻骨骨折　Nasal bone fracture　80
- 6-5　鼻篩骨骨折　Naso-ethmoidal fracture　82
- 6-6　下顎骨骨折　Mandibular fracture　92
  - ■下額おとがい部骨折　93
  - ■下額体部骨折　95
  - ■関節突起部骨折　98
  - ■筋突起骨折　99
- 6-7　上顎骨骨折　Maxillary fracture　100
  - ■Le Fort Ⅰ型骨折　100
  - ■矢状骨折　106
  - ■多重複合骨折　108

1 顔面骨を扱うときの基本的事項
GENERAL CONSIDERATIONS

1-1　Basic concepts

1-2　Principles of treatment

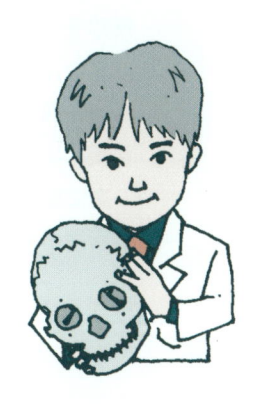

顔面骨骨折の治療では、顔面骨特有のクセを知る必要があります。まずはその感触を理解しよう。

GENERAL CONSIDERATIONS

1-1 基本的な考え方

"顔面骨骨折を扱ううえで最も重要なことは、軟部組織である。"

顔面骨骨折は単なる顔面骨の骨折ではなく、骨折を伴う顔面の損傷と考えるべきである。"骨"だけ整復しても意味がない。顔面骨骨折は四肢の骨折とは根本的に異なる。

また顔面骨骨折では機能回復も大事だが、形態回復の要素がとても大きい。骨折が治るだけではなく、軟部組織の状態も含めた、"顔面の修復"がきちんとなされなければならない。

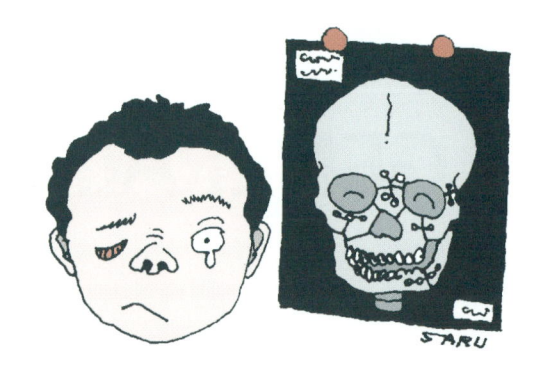

したがって顔面骨骨折の治療とは、軟部組織の扱いに配慮しながら、顔面の修復をするためのまずは土台となる骨をきちんと修復することと言える。

1-2 治療を成功させるための要素

すべての手術は、次の3つの要素から成立している。これらの3つの要素の質をできるだけ高めておくことが、美しい手術とよい結果をもたらすが、とりわけ顔面骨骨折ではこのことが要求される。

```
        Tactics
        (戦略)
         /\
        /  \
       /    \
Circumstance — Operation
  (環境)        (手術)
```

■ Tactics
—診断をつけ戦略を立てておく

まず臨床所見と画像所見からできるだけ正確に骨折の状態を把握しておく。単に「頬骨骨折」とか「Le Fort I型骨折」といった診断では意味がない。どの位置で折れているのか、どの方向にずれているのか、欠損はあるのか、など実際の手術の過程で必要になる情報を、術前の段階でできるだけ把握しておかなければ、なんの役にも立たない。適切な診断がなされていれば、術中にアレッ？という状況になることはないはずだ。

次に診断に基づいた治療方法を決定する。この際も、手術途中でのさまざまな状況に応じた選択肢をいくつ

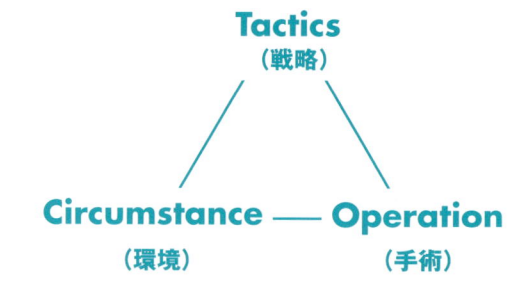

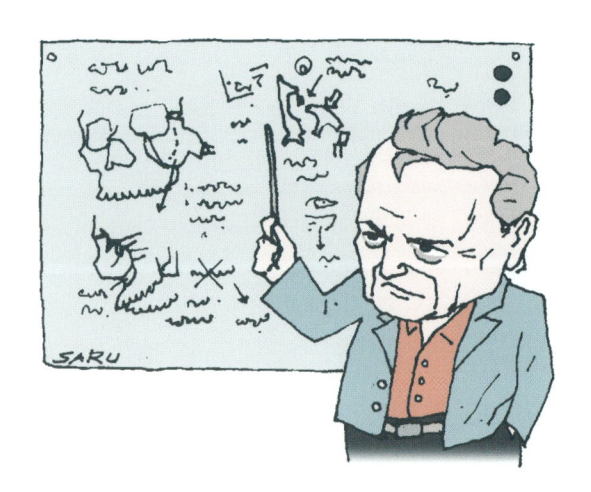

か含めたフローチャートで作成しておく。診断を付けておいても、やはり開けてみたら少し違っていた、ということはどうしても避けられないので"あり得る"可能性をすべて候補に挙げ、それぞれの場合の対処法を頭の中に準備しておいた方がよいからだ。こういったシミュレーションがどれだけ豊かにできるかは、それまでの現場での経験がものをいう。したがって常にこうした意識を持って手術に向かい、経験を蓄積してゆかなければならない。実はここで発揮される判断力が、手技がうまいかどうかに反映される最大の要素である。

またシミュレーションを手術にフィードバックさせるために、手術野の解剖をキッチリと理解しておく。たとえば計画まではばっちりできていても、実際の手術になると時間がかかるとか、なかなか進まないという状況の背景のひとつに「こわいから進めない」というのがある。これは解剖を知ることで解決できることなので、なんども解剖書とガイコツモデルを突きあわせて頭に叩き込もう。ゆるがない自信が、手術を安定させることにつながる。

こうしてまとめ上がった診断と戦略は、そのまま正確で合理的なインフォームドコンセントにつながる。もちろん、思考過程まで説明する必要はないだろうが、術中の判断により治療が異なってくることなどを論理的に話すことで「切って開けてみたら実際は違っていたので、こうしました」といった、いかにも行き当たりばったりな印象を与えることはないし、ひいてはいらぬ係争も回避することができる。

■ Circumstance
―手術の環境を整える

……朝、手術室に入ると、すでに準備が整えられている。昨日確認したＣＴフィルムを、もういちど見ながら手術のシミュレーションをしていると、患者さんが入室し、落ち着いた雰囲気の中で、挿管が終わる。ナースがコンパクトにまとまった器械をセットする横を、手洗いに向かう。さわやかだ。今日もよい仕事ができるだろう……

環境作りはきわめて重要である。よい環境は、無駄なく速い手術を約束してくれるし、当然のことながらよい結果ももたらす。手術に求められるよい環境とは、安全でリラックスした無駄のない空間とも言える。

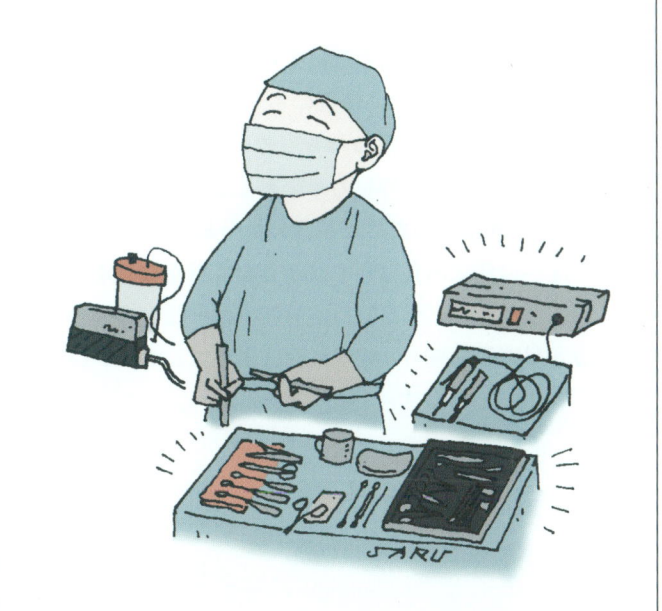

このためにまず術前には、器械の準備や麻酔科医の手配、輸血の準備など安心かつリラックスして手術ができるように準備をする。器械の準備が悪く、途中で「アレ出して」など無駄に時間を費やすのは、リズムが崩れるので避けたい。また顔面骨骨折の手術では、どうしても器械が増えるため、テーブル周辺が雑然としやすい。このため使う道具は、できるだけ無駄がないようにできるだけ整理してセット化しておく。

このほか、手術がしやすいようにチューブを固定することや、気持ちよく手術をするためドレーピングを確実に行うことなども重要である。

一度でも、よい環境での手術を体験すると、悪い環境へ戻りたくなくなるし、そこではよいパフォーマンスができないことが体感できる。地味な事柄かもしれないが、おろそかにしてはならない。

GENERAL CONSIGERATIONS

■ Operation
　―"技"と"気持ち"をバランスよく保って手術を遂行する

　うまく進む"技"は"気持ち"を落ち着かせ、正しい判断を生むし、安定した"気持ち"は、正確な"技"をもたらす。これらを習得するにはそれぞれのスタイルがあると思うが、いつも手術後には、今回の内容を振り返り"技"と"気持ち"のバランスを確認し、反省を繰り返すことが重要である。

　そうは言っても、実際にはいったんメスが入ったら、最後まで手術を遂行しなければならない。正確な診断と十分なシミュレーションを行って手術に臨めば、大きな問題はなく終了できるであろう。しかし予定していた手技がうまくゆかず、いらいらしたり、予期せぬ場面に遭遇して思わず手が止まってしまったりすることもある。そのような場合は、"気持ち"もコントロールを失いやすい。

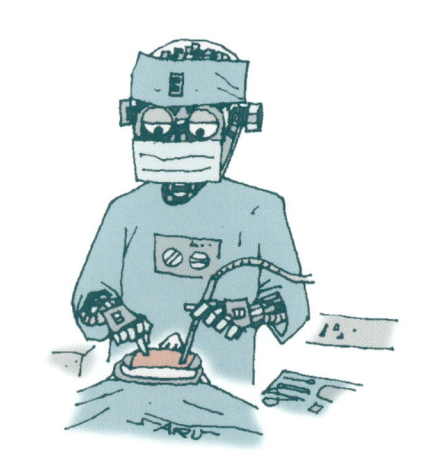

　こうした時には、いったん術野から"気持ち"を離して1〜2m遠いところから見るような"気持ち"に切り替えてみる。いわゆる"気持ち"のデフレスパイラルから脱することを試みる。落ち着いて考えれば、他の方法も見えてくるし、なーんだ、ということも多い。

　"技"については、先達のものを盗んだり、自分で工夫したりして獲得することになろうが、本書でもできるだけ普遍的と思われるものを示したので、一度は試してみることをお勧めする。"技"はもちろんセンスもあるが、個人の努力が大きく反映されるものなので、手術後は必ず"パーソナル・オペレーションレコード"（別名：わたしの手術のレシピ）に、うまくいったことやそうでなかったことを細かく記載し、次回のオペの前に再度確認するような習慣をつける。多くの手術を経験すれば慣れてなんとなくできるようにはなるだろうが、そういった態度では"技"のプラトーがすぐにやってくる。ラーニングカーブをいつも右肩上がりに保つ努力は欠かさないようにして、プロフェッショナリズムを示そう。

2 診断と戦略
EVALUATION AND STRATEGY

2-1　Evaluation

2-2　Strategy

2-3　Informed consent

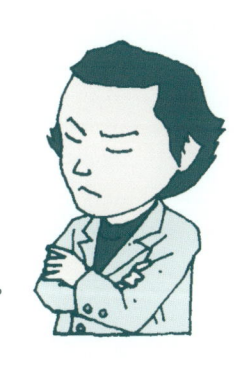

手術前にどれだけ頭を使うかが、手術結果を左右します。
何度も何度もイメージトレーニングをしておこう。

EVALUATION AND STRATEGY

2-1 診断

　最近では、3DCTが普及したので、骨折のパターンや転位の具合などはわかりやすくなった。診断について大きな間違いは起こさないと思う。単純X線は骨折の有無はわかっても、手術に必要な情報は不十分なので、CTスキャンや3DCTが簡単に撮れるのであれば、これを一発撮っておくだけでよい。

　ここでは各骨折における診断のコツと気をつけることについて解説するが、必ず一度は乾燥頭蓋骨か良質の頭蓋モデル（いいかげんなのはダメです）を使って骨折線を鉛筆でなぞっておくこと。平面の絵で理解するだけでは不十分だ。骨折は三次元で理解して初めて、実際の手術の際に、画像と術野がシンクロしてくる。
　また手術を行うのであれば、単に診断を下すだけの読影では意味がない。それが手術を行うにあたってどういう状態なのかを、画像からできるだけ汲み取って理解しておかなければならない。

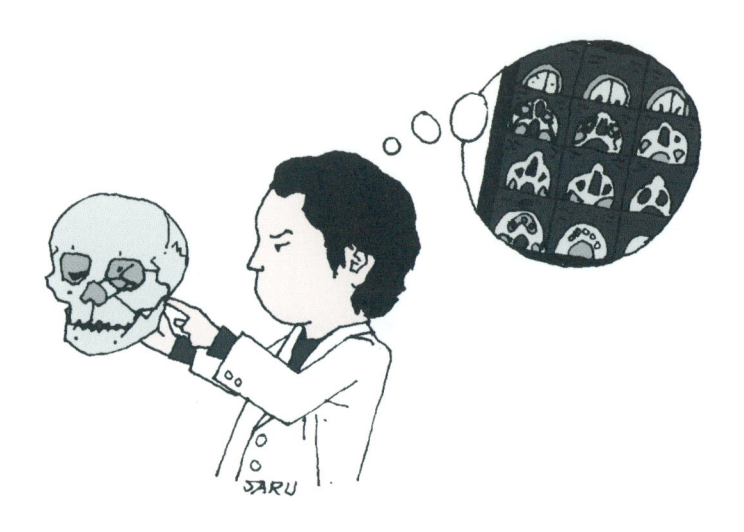

EVALUATION

頬骨骨折

骨折線はこうなっている。転位は内下方が多いが、そうでないこともある。

1. 前頭頬骨縫合部では、どのくらいの高さで折れているかをチェックする。前頭頬骨縫合は外眼角より約1cm頭側にあるが、ここまでの骨折なら下眼瞼縁切開からアプローチできる。ここより頭側で折れていれば他の切開を追加する必要が出てくる。

2. 単純な骨折ならば問題ないが、M字型に落ち込んでいないかチェック。頬骨弓は美容的な意味で注意を払う必要がある。ちょっと突出したり、へこんだりしても意外に目立つ。

3. 骨折の位置をチェックしておく。位置が高いと剥離がやや大変で、固定もしにくい（こういった心構えができているだけで、オペのときの気分が違う）。また第三骨片の有無も見ておく。アライメントを決めるのによい場所だが、粉砕していたりするとここは使いにくい。

4. 眼窩縁の内・中・外側の位置関係と第三骨片の有無をチェック。この位置も内側になるほど固定がしにくくなる。

※眼窩床については、落ち込みの程度と眼窩内の深さを冠状断のスライスで確認しておく。

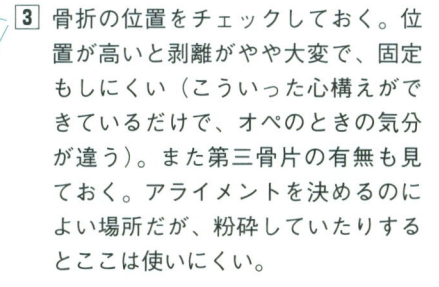

EVALUATION AND STRATEGY

> 眼窩骨折

　この骨折では残念ながら3DCTは役に立たない。必ず骨条件の冠状断と軸位の両方を撮影しチェックする。また骨折部位を、眼窩を構成する骨に対比させながら位置関係を理解する必要がある。その際、次に挙げるランドマークを各スライス上でトレースできるようにしておくと、実際の手術野とうまくシンクロできる。

■ **Naso-ethmoidal suture, anterior & posterior ethmoidal artery**

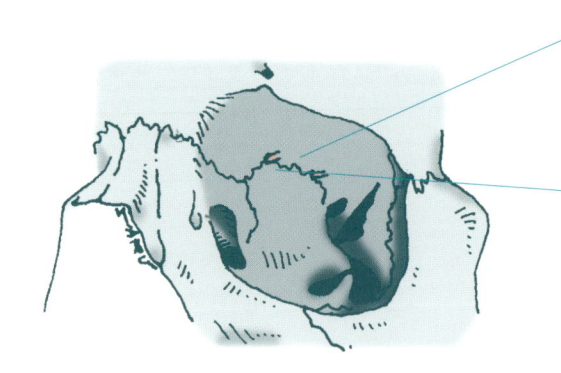

この縫合を境に頭と顔が分離される。頭蓋骨は硬いので、こちらが折れることはまれである。折れるのはここより尾側の篩骨あたりのことが多い。

これも縫合を境するところにあるので、良いランドマークとなる。また深さのよい指標となりうる。ここまでは安全だが、ここを超えてゆく場合はposteriorを絶対に超えないようにする。超えるとほぼ1cmで視神経管となる。

■ **Lacrimal sac and duct**

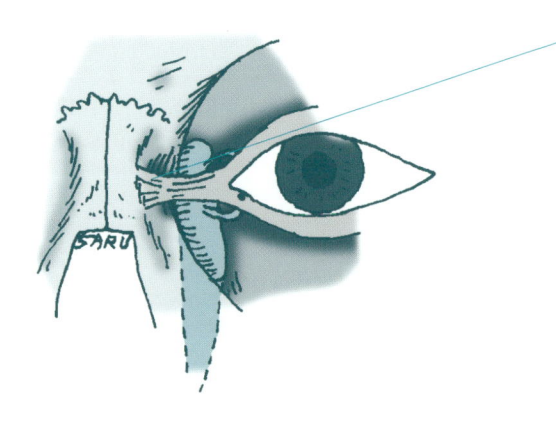

内眼角靭帯はここに付着する。ここを含む骨の転位がある時は、眼窩隔離となるので修復を要する。ちょっとやっかいなパターンだ。

■ Maxillary sinus, orbital floor, inferior orbital fissue, infra orbital nerve

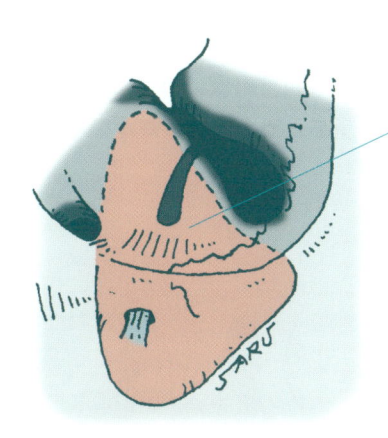

骨折部分の剥離はできるだけintactな部分から攻めていくのがよいので、下眼窩裂、下眼窩神経溝と骨折位置との関係を確認しておく。また上顎洞は眼窩床の重要なアプローチルートとなるので、特に後方の骨折断端との関係をよく見ておくこと。

■ Maxilla ethmoid boarder

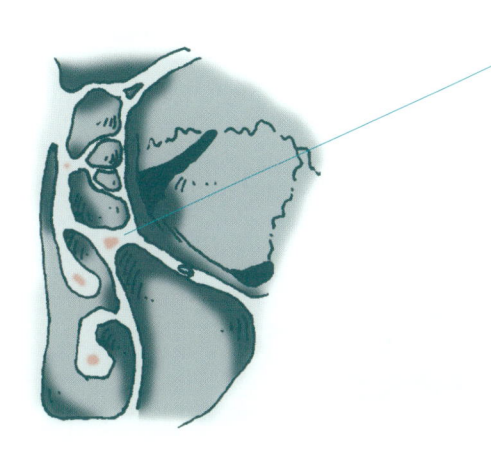

下壁と内壁を分ける位置となるので、ここが残っていれば、それぞれの単独骨折としてよい。ここを境とした場合のそれぞれの壁の形は、おおよそこのようになっている。

鼻骨骨折

　皮膚の腫脹があってわかりにくい場合はCTを撮った方がよい。3DCTでもaxial sliceでもよい。単純X線はほとんど役にたたないので撮る必要はない。鼻出血のない場合は、骨折の可能性は低い。

EVALUATION AND STRATEGY

鼻篩骨骨折

　Axial CTは必須である。3DCTがあるとなおよい。眼窩骨折での観察事項に準じた評価を行っておく。特に内眼角靱帯の付着部の骨折や位置異常をチェックする。欠損がある場合は骨移植がいるかもしれない。また鼻涙管の閉塞の有無を確認しておく。

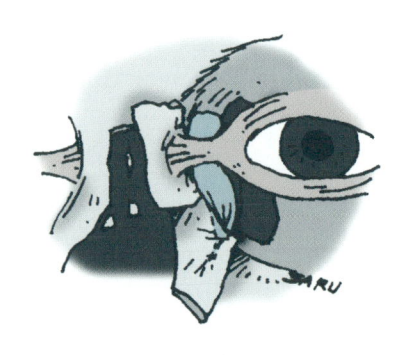

上顎骨折

前頭突起の上の方で折れていることもあり、この時は下眼瞼縁切開を追加する必要がありうる。

これは3DCTがわかりやすい。このあたりでクラッシュしていることが多いので、そのつぶれ具合をチェックして骨移植が必要かどうか見ておく。

Sagittal fractureの有無をチェックするが、これは冠状断がわかりやすい。

STRATEGY

下顎骨折

　3DCTとパントモグラムがあるとよい。骨折が歯牙、歯根にかかっているか否かを確認する。かかっている場合は、術後に歯根膜炎や感染の可能性もあるので、歯科医にコンサルトしておく。また下顎管の状態も見ておく。

　関節突起の骨折ではその高さ、特に関節内、外、頸部などによって、手術適応や難易度が変わる。

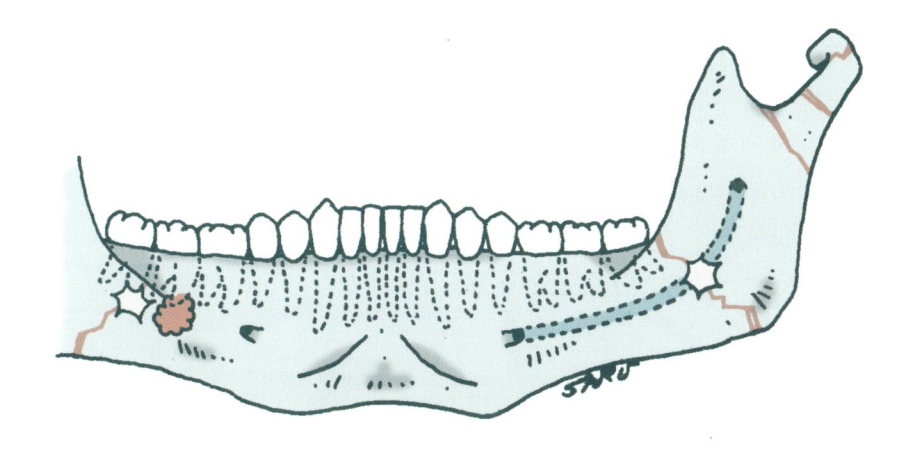

必要なX線

		頬骨骨折	眼窩骨折	鼻骨・篩骨	上顎骨	下顎骨
CT	axial slice	A	A	A	A	B
	coronal slice	B	A	B	C	C
3DCT		B	D	B	B	B
Orthopantomography		D	D	D	C	A
Cephalography		C	D	C	B	B
X-P		C	D	D	D	C

A 必須　　B できれば欲しい　　C 撮ってもいい　　D 不要

2-2　戦略

　戦略を練っておけば、つねに攻めの姿勢で手術を行える。つまり、術中にうまくいかない状況になった場合でも、「そうか、そう来たか。ならば、こう打って出てやろう」という判断が即座に下せるわけである。

　ここでは、頬骨骨折を例にとって、戦略のひとつのサンプルを提示する。この内容にとらわれず、それぞれのオペレーターが自分自身で考えて自分なりの戦略を豊かにしていくことが、美しい流れの手術を約束してくれるだろう。

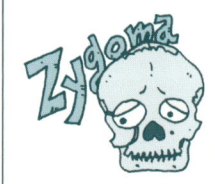

EVALUATION AND STRATEGY

Start

Zygoma

右の頬骨骨折，自分にとっては手前になるので，やりやすそうだ．

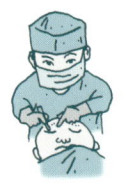

経口挿管，左の口角固定でまずお願いしといて，ドレープがかかったら，ワイヤーで歯に止め直すことにしよう．

まずは，頭側に座って，下眼窩縁切開から始めよう．

骨折のない外側寄りの眼窩縁からゆく．縁の骨膜を切って内側に進みながら，少し前面も剥離しておこう．

骨折がわかる．思ったより内側だ．骨折をコジるがうまく剥げないなあ．なら，インタクトな内側からアプローチしてみるか．

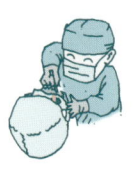

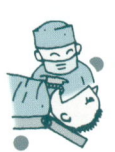

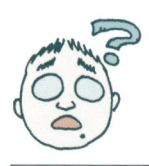

骨折線はわかるが，神経はよくわからない．あとで口腔内から確認しよう．

骨折線がわかった．神経は避けている．

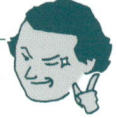

骨折がわかる．第3骨片がありそう．しかも結構な大きさの骨片だ．ちょうど神経孔のとこまで行ってるよ．

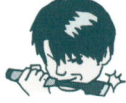

術後2週目だけど，結構癒着してるなぁ．ノミで軽く叩いてみるか…よし．オッケー

さあ次は眼窩内を剥離するよ．あれ，神経が結構落ち込んでいる．

欠損はどうだ？　あーこれくらいか，じゃ大丈夫．できるだけ，そっとレポ（整復）しようっと．

欠損はどうだ？　あーこれじゃ，グラフトいるなー．そろそろ腸骨採っといて．えっと15×20mmでよろしく．

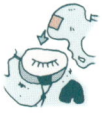

さて，前頭頬骨縫合部をチェックにゆこう．骨膜を切って外側から頭側を展開してゆくよ．

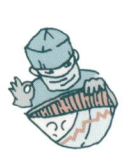

下眼窩裂から骨折線が続いてるはずだ．追っかけてゆこう．

あ，ここで終わってる．うん，この位置ならこの術野でなんとか，プレートで留められるか．

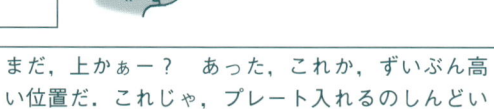

まだ，上かぁー？　あった，これか，ずいぶん高い位置だ．これじゃ，プレート入れるのしんどいなぁ．眉毛のところを切らせてもらおう．

骨折の位置を再度確認して，眉毛部を切って眼輪筋を分けると，骨折部が出てきた．よし，オッケー

OK！　じゃ，次，口腔内からいこう．

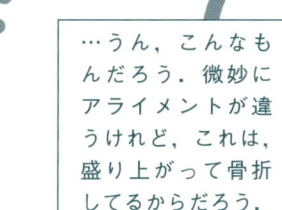

場所を代わって口腔内を切る．やりにくいと思ったら，ヘッドダウンにしてなかった．少し下げよう．

いきなり骨折線．あんまり壊れてないな．

おっと，神経．大丈夫，巻き込んでない．

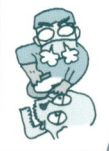

さて，レポに入ろう．U字鈎を口腔内切開から入れて，よし，ぐいぃっ．

メシメシメシッ．よし，いいな．

うむ，いいね．前方への持ち上がりも左右同じだし，幅もいいね．

…うん，こんなもんだろう．微妙にアライメントが違うけれど，これは，盛り上がって骨折してるからだろう．

STRATEGY

いきなり骨折線．結構壊れている．ばらばらだ．どこを止めるところにしようか…

この第三骨片は使えない．上顎洞に落ちるといやなので，いったん取っておこう…結構なギャップになったよ．

か，固い．だめだ，ラスパを骨折部に入れて，少し叩こう．

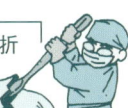

メシメシメシッ．よし，いいな．

じゃ，全体のレポの具合を見てみよう．

う～ん，ちょーっとだけ，まだ低いかぁ～？　も少しだけ持ち上げよう．眼窩底を壊さないようにね．

頭側に移動して，上からも見てみる．

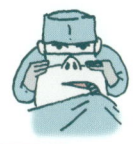

うむ，いいね．前方への持ち上がりも左右同じだし，幅もいいね．

眼窩縁はどうかというと…

う～ん，ちょっと違うかぁ…少しだけ尾側に落ちているのか…ノミとエイヒで少し前頭頬骨縫合部を掃除しよう．

これで，少し頭側に持ち上げると…．うん，やっぱりこうだ．眼窩外側壁も，眼窩縁もぴったり，しっくりきた．こうだったんだ．

眼窩外側壁でも，ダブルチェック！
うん，ぴったり．大丈夫だ．

だいたい，いいけど，戻りやすいなぁ．前頭頬骨縫合部から固定して，あとは持ち上げながら，固定だな．

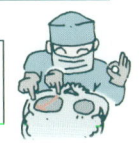

レポ終了．

さて，前頭頬骨縫合部を，マイクロプレートで止めよう．1穴ずつで十分だ．

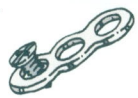

眼窩縁は，長めのプレートで，2穴ずつ行こう．

さあ，一度チェックするよ．

うむ，いいね，いいね．よし，あとは口から止めて終了じゃ．

う～ん，幅はいいけど，ちょーっとだけ，低いかぁ？エレバを入れて少し持ち上げてみると…うん，これくらいだよ．OK，OK．じゃ，この状態で止めればいいね．

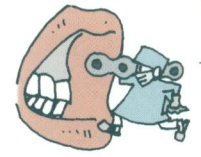

じゃ，口に移るよ．

プレートは，これでいいね．

欠損はどうしようか．

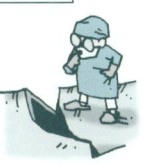

後ろの方のバットレスが結構残ってて，アライメントもいいので，このままで行こう．

バットレスがほとんど残ってないので，さっきの，取り出した骨片を戻して，固定しておこう．

さ，最後に眼窩底をチェックして．

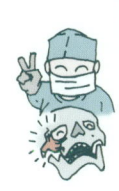

やっぱり，グラフトいるな．ベンダーで調整して，挿入．固定は，ワイヤーで1カ所，プレートに巻き付けておこう．

よしよし，大丈夫．

はーい，後は，洗浄して，縫って終わるよー．
麻酔科の先生，あと15分くらいですー，よろしく．

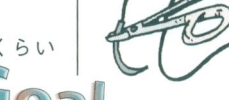

Goal

13

EVALUATION AND STRATEGY

2-3 インフォームドコンセント

■ IC に臨む時

インフォームドコンセント（IC）はとても重要であることは、言うまでもない。もちろんあまりうれしくない合併症が生じた時になど、書面として残したICは、医師を訴訟から守るものになろうが、実際に用いられるような状況になることはそれほど多くはないだろう。それよりもICの本当の目的は、治療者のプロとしての自覚、自信を患者に理解してもらい、信頼してもらうことにあると思う。

仮にある合併症が術後に発生した場合でも、ICに記載されてあるからといって、そのことが免責になるわけではなく、注意義務が足りなかったと判断されれば医師の過失になる。

あきらかなミスがあれば別だが、その医師に注意が足りていたかどうかは、"あの先生ならやりかねない"と思うか、"あの先生でも生じたのなら仕方ない"という患者側のとらえ方の違いでしかない。同じ悪い結果に対しても、相手によってとらえ方が180°異なることがある。

したがって、ICを単に手術の説明をすることととらえるのではなく、医師としての"プロフェッショナリズム"を理解してもらうコミュニケーションの場と考えた方がよいだろう。正確な診断とよく練られた戦略を説明されれば、多くの患者は"プロフェッショナリズム"を感じるであろうし、そこに自ずから信頼関係が築かれると思う。もちろん誠実な態度といった要素が加われば、さらによい関係になることは言うまでもない。

また、さまざまな生活環境で暮らす患者が対象となるので、"通常の医師であれば与える情報"ではなく、"当事者である患者が重視する情報"を医師側が汲み取って、ICを行う必要がある。こうしたささやかな心配りが、トラブルになった際にかかる、不毛で膨大な時間と労力を防ぐことになるし、仮に説明しきれなかったきわめて稀で予期せぬことが起きた場合にも、それを大げさにしないで済むことができると思う。

話を進める順としては、以下のようになる。

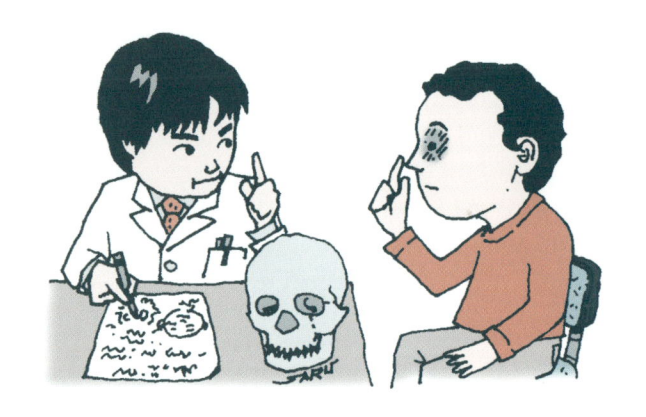

INFORMED CONSENT

1. 現在の状態の診断と分析　…………できるだけＣＴ、3DCT と頭蓋モデルを使って現在の骨折の状態と、それに伴って生じている症状について解説する。

2. 治療の目的……………………………治療の目的は症状の軽快であるが、治療を行わなかった際の得失についても説明する。

3. 選択可能な治療法とその結果………できるだけいくつかの治療の選択肢を提示し、それぞれの治療をどこまで行うかによる結果の違いや、リスクについて説明する。

4. 術後経過………………………………一般的な経過をたどった際の傷や症状の推移について説明する。

5. 選択された治療法によって生じうる合併症、後遺症の内容と程度、頻度とその対策
　　　　　　　　　……………………生じうる合併症はできるだけ取り上げて、それぞれについて説明する。昨今の医療を取り巻く状況を鑑みると、基本的に手術はリスクが伴うものであるという姿勢を示した方がよいと思う。顔面骨骨折のみで生命に危険が及ぶことは稀なので、手術をしないという選択肢もあることに、この際、再度触れてもよいだろう。

6. 麻酔法と手術時間……………………手術時間は、ある程度の幅を持たせた方がよい。予定より長い手術時間はトラブルを連想させることがある。

EVALUATION AND STRATEGY

以下、手術に関わる部分と合併症についてサンプルを示した。

■皮膚切開部位について
- 必要になるかもしれない皮膚切開は、すべて説明しておく。術中に判断して不要なら加えないし、必要なら行うとしておく。あとから、ここも切りたい！となるとつらい
- 術後瘢痕の経過について説明する。瘢痕が残り、場合によっては目立つ場合があることや、口腔内の傷も若干つっぱる感じが残ることなども加える。眼瞼部は拘縮が生じ、軽度の兎眼を呈することもある

■整復について
- 不十分になり、変形や咬合異常が残存する可能性がある
- 骨の整復がうまくなされても、軟部組織の瘢痕によって変形が残る可能性がある。また変形などが残った場合、再手術を行う可能性もある

■骨採取について
- 骨欠損の程度によっては、骨移植を行う可能性があることを説明しておく。その際の採取部位と合併症についても言っておく

■固定材料について
- プレート、ワイヤーの使用を言っておく。後日抜去する必要はないが、希望があれば行う
- 皮膚の上から触れることもある
- 異物なので感染の可能性があるが、抜去により沈静化する
- 吸収プレートでは、吸収にかかる時間、場合によっては完全に吸収されない可能性や、吸収過程における炎症などについても説明する

■感　染
- 少ないが、プレートや移植骨への感染はありうる

■血　腫
- 皮下血腫の可能性がある。副鼻腔内への血液の貯留は、後日、鼻出血の形で排出されることがあるので、言っておく

■神経麻痺
- 眼窩下神経、眼窩上神経、おとがい神経、顔面神経など、術前から症状としてあるものの改善の見込みと、あらたに生じる可能性について説明を加える
- 歯の知覚鈍麻についても同様に説明する

■その他
- 複視の残存、悪化の可能性について
- 咬合の改善の程度について
- 顎間固定の期間と、その後の開口位の回復過程について

3 環境整備
PREPARATIONS

3-1　**Arrangement of anesthesia**

3-2　**Arrangement of operation table**

手術環境は、ほんとうに大事なことです。さわやかなリラックスした環境で、最高の仕事をしよう。

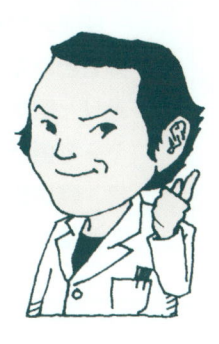

PREPARATIONS

3-1 麻酔関連の環境

　術者が右利きであれば、基本的に患者の頭側と右側に立って手術を行うことが多い。したがって麻酔器は患者の左側の足よりに設置してもらう。

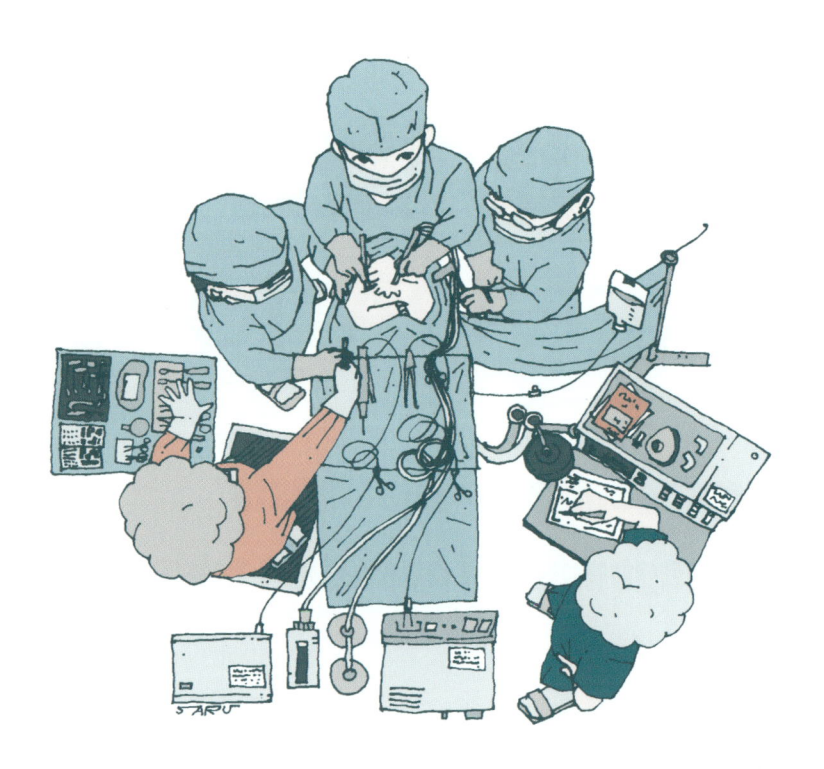

　顔面骨骨折では、どうしても術野にチューブが露出することになるので、チューブの固定と取り回しは始めにきちんと行っておく。挿管チューブが術中にずれたといって止め直したりするとペースが乱れるし、そうでなくても術中にしばしば気を回さなくてはならないのは、手術に集中できずうっとうしい。何よりも不安定な固定は、危険である。

　上下顎のみの骨折の場合は、レイチューブによる経鼻挿管がよい。スポンジを用いて前額から頭頂にかけてしっかりと固定する。スポンジがずれないように粘着テープ付きのもの（レストンスポンジ®）が便利である。術中はドレープの重みがかかるし、術者や助手のお腹が触れて引っぱることもあるので、途中でずるずるとずれて鼻が上方に引っぱられてしまわないように、確実に止める。

　頬骨骨折などが合併するときは、スパイラルチューブによる経鼻挿管とする。この時はチューブを鼻中隔に糸で縫合固定し、チューブ全体を術野に出しておき、手術部位に応じて上下に位置を変えながら行う。

　咬合が関与しない頬骨骨折や眼窩骨折の場合は経口挿管となるが、術中のズレを防いで、できるだけすっきりと固定するためには、状態のいい歯牙に細いワイヤーで固定するとよい。上顎でも下顎でもよい。中切歯、側切歯は意外に歯根が弱いので避け、しっかりした犬歯か第一小臼歯にワイヤーを巻き付ける。

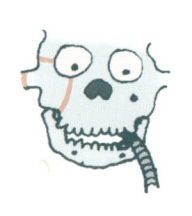

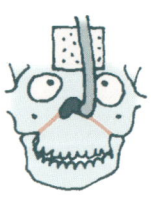

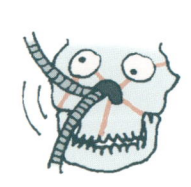

ARRANGEMENT OF OPERATION TABLE

3-2 手術台周辺の環境

　顔面骨骨折の器械は、サージカルモーターやプレートなどを含めると結構な量になることが多い。このため特に多発骨折では、多くの器械でテーブルが占領されてしまう。慣れていないナースだと、ともすればテーブルの上が雑然とし、必要な器械がすぐに見つからなくなる、といった状況になりやすい。器械はできるだけコンパクトにまとめるように心がけ、あるステップの手術をしているときは、そこで用いるものだけをテーブルに揃えておくようにする。たとえば上下顎骨折の場合、下顎の操作の際には上顎用の器具は別の場所に置いておき、必要なときに手元のテーブルのものと入れ替えて揃えるようにするとよい。

　器械類のセットアップ・サンプルについては、インスツルメントの項に示した。

　術者とアシスタント2名は患者の頭の周辺に位置することになるので、器械出しナースは右の図中、1か2に位置することになる。それぞれ好みもあるが、足台を使って2側に立って、やや高い位置から術野を見てもらいつつ、器械出しをしてもらうのがよいと思う。この場合、患者の胸から腹にかけてメイヨー台をセットし、サージカルモーターや剥離子などを置くようにする。直接患者の胸の上に器械をのせない。ただ、慣れていないナースの場合は、1側に立って同じ平面で行った方が指示がスムースにゆく。

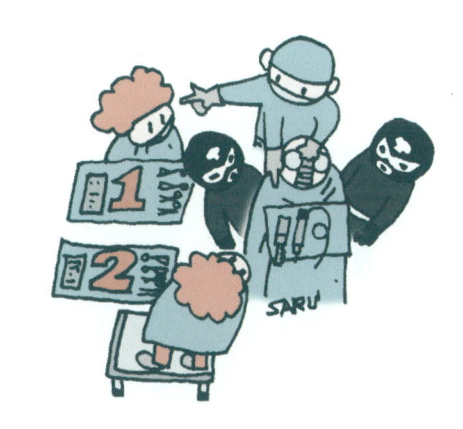

　サージカルモーターやサクションなどのコード類は、できるだけ1カ所からまとめて出すようにする。サージカルモーターを使わないときには上に布を掛けておき、他のコード類と絡まないようにする。

　ドレーピングも重要である。術中にずれたりしないようにきちんと止めておく。テープによる固定が便利である。ドレープがずれてぐちゃぐちゃした術野では、やはり気持ちよく手術をすることはできない。顔面骨骨折では清潔度は低くても構わないので、頭部顔面全体が術野に露出していてもよいが「どうせ全部でてるんだし」という姿勢は手術室全体のやる気を低下させる。

4 手術

BASIC TECHNIQUE

4-1 | Mental factors
4-2 | Technical factors
4-3 | Instrumentation

手術が始まったら、あとは最短で最良のコースを進むだけです。全身のパワーを駆使しながらクールに行こう。

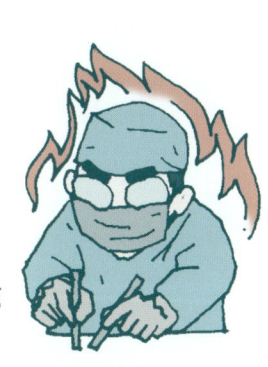

BASIC TECHNIQUE

　"技"と"気持ち"をよいバランスで保つことが、よい手術の必要条件である。これは車の両輪と同じである。手術が早いといっても、怒鳴り散らしながらしていてはいけない。柔らかい雰囲気で手術が進んでいても、つたない技で遅いのではいけない。常にバランスを意識しよう。

4-1 "気持ち"

■セルフコントロール
　自分自身の気持ちのコントロールができなくては、よい流れの手術はできない。
　ただ、顔面骨骨折は狭い術野で深い部分の操作を行うことが多い。このため、
　①術者はやりにくいので、うまくいかないとイライラしてくる→②助手は見えないのでサポートしにくいし、状況がわからないので飽きてくる→③結局、みんな不機嫌になり、当然手術の結果も悪くなる
　といった悪循環に陥りやすい。では、術者はどうしたらよいのか？

①展開して見づらいのであれば、あえて展開して見ない。ブラインドで操作してみる。展開して見ている際に感触から得られる情報をフィードバックしていれば、ブラインドも決して盲目的な手技ではない。トータルでは、見る：触る＝50：50の情報量のバランスで進んでゆくのが骨の手術の特徴だと思う。
②見えない部分を行っているときには、助手に実況中継をする。また、ときどき術者は目線を外し、助手に見せる、触らせる。情報を共有しないと手術にならない。
③達成感、うまく進んでいることをときどき示し（しっかりと口に出して言う。「よっしゃ、キマった！」）、そのことを助手やアシスタントナースとの共通の喜びとする。共同作業を行っているという意識、役割分担がそれぞれの動きをよくする。

　ふしぎなことだが、周辺に気を回すことで、結果的に自身の気持ちをうまくコントロールできるようになるし、万が一、セルフコントロールが怪しくなった場合でも周りが支えてくれるものだ。

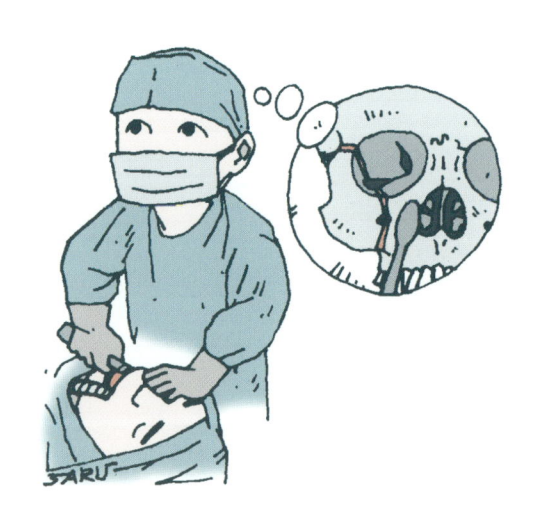

MENTAL FACTORS

■リーダーシップ

　術中はオペレーターの役割を意識すること。手術はもちろんチームプレーだが、方向付けや判断を最終的に行うのはオペレーターである、というリーダーの意識を持つことである。

　このリーダーシップには、ムードメーカー、戦略にそって全体を進めてゆく、そして高い技術レベルで手術を遂行する、の3つの要素が要求される。個人のキャラクターにもよるが、いずれもがバランス良くあることが望ましい。いずれにしてもオペレーターは手術室にいるすべての人の気持ちが、患者と手術に向かうムード作りを心がける。

■感　謝

　最後に忘れてはならないのは、手術はチームで行っているということである。もちろん助手はきわめて直接的なチームメイトだが、アシスタントナース、麻酔科医も重要で欠かせないチームメイトである。気の利く助手は術者には大変ありがたいことは、誰もが経験することだろう。しかしそれとほぼ同じくらい、アシストのうまいナースはありがたいものである。手術がとても気持ちよく進む。また麻酔科医も同様である。上手な麻酔は、術中にありがたいだけでなく、術後も患者の回復がよいから手術の出来に関わらず、「ぜんぜん痛くありません」とそれだけでも感謝される。こうした"チーム"で仕事をしているということや、チームメイトへの感謝の気持ちは、手術を遂行するうえで絶えず意識しなければならない。ありがとうの気持ちが、よい手術を約束するだろう。

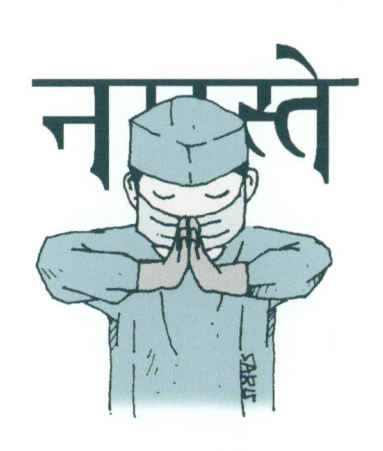

BASIC TECHNIQUE

4-2 "技"

何もメスさばきのことばかりではない。ここに挙げたことも、些細ではあるが大事な技である。

■術野から目を離さない

　術野を展開したらその状態を変えないで、次の操作を行っていくようにする。狭くて深い術野をせっかくいい状態に展開してあるのに、それがずれたりすると、また展開し直さなくてはならない。そのためには、術野から目を離さないことである。そこをずっと見ながら進めてゆく。

　そのために器械は、自分でテーブルから取らず、必ずナースに言って手渡してもらうようにする。せっかくアシスタントナースがいるのだから、いちいち振り返って、自分でテーブルから取るような無駄なことはしない。このことは、術者が次の手順を頭で考え、器械の名前を口に出して言うことで、手順を周囲に知らせて一緒に手術を進めることにもつながる。

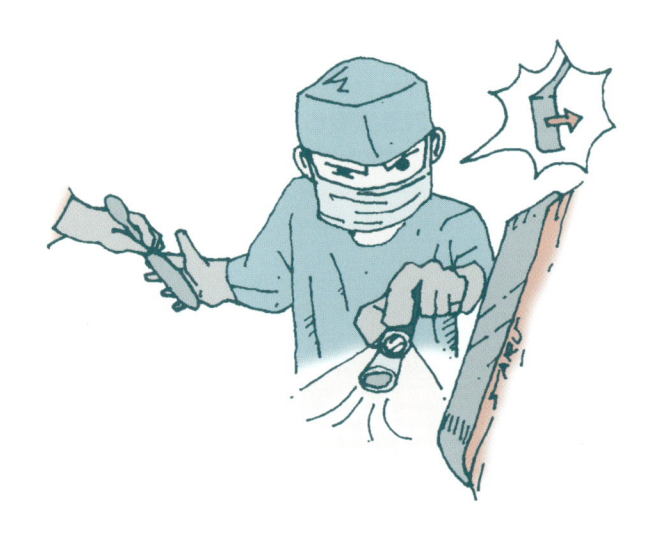

■レトラクターを指示する

　レトラクターをどう使うか、どう展開させるかは、術者が指示する。もちろん、たいへん優秀な助手なら痒いところに手が届くような、すばらしい展開をしてくれるが、普通はそうではない。深く見えにくい術野をどう展開したらよいかは、術者が一番わかっているはずなので、それを指示する。

　また一般的に"筋鉤の先を効かせる"という不文律があるようだが、顔面骨骨折の場合は先を効かさないで、平行に引くくらいがちょうどよいことが多い。

■サクションをうまく使う

　血液は一番深いところに溜まるので、ここを吸う。自分でしてもよいし、助手がしてもよいが、一番深いところを剥離しながら進むときには、術者が左手でサクションを持って絶えず術野をクリアにしながら行う。

TECHNICAL FACTORS

■明かりを入れる

　術野が暗くよく見えないのは、だめである。疲れるし、まず危険である。明るい術野を得るためには、ヘッドライト、もしくはライト付きサクションあるいは筋鈎が欠かせない。ヘッドライトははじめはやや使いづらいが、慣れてしまえば、こんなに便利なものはない。

■頭の高さを調整する

　何かやりにくいな、と思ったら、まずは患者の頭の高さを調整してみる。必ずしもヘッドダウンの位置がやりやすいわけではない。眼窩床へのアプローチまでは、ヘッドアップにした方がずっとやりやすいし、逆に眼窩床の処置では、フラットかややヘッドダウンがよい。口腔内アプローチではヘッドダウンの方がやりやすい。このため術中に頭の高さが変えられるベッドを用いた方がよい。位置を変えた場合は、かならず挿管チューブの位置の確認をそのつど行うこと。

■立ち位置を変える

　立ち位置は、慣れや好みがあるが、上顎、頬骨へのアプローチでは患者の右側に、それ以外の眼窩や下顎へのアプローチでは患者の頭側に立つのがよい。このため、麻酔器は患者の左下に位置しているのがよい。

BASIC TECHNIQUE

4-3 インスツルメント

　"技"を発揮させるためには、ここに挙げた道具をうまく使いこなす必要がある。実際の手術の中で習得するしか方法はないが、どの場面で、どの道具を、どうやって使うと、手術が楽にできるのか、をいつも考えながら使うようにする。

ラスパトリウム

　骨折のオペでは、最も多用する道具の一つであり、骨膜の剥離に用いる。幅の狭いものから10mm程度のものまで、さらに彎曲の強いものなど各種あるとよい。骨折では、出血後の癒着により骨膜の剥離がしづらいことが多い。このためラスパはよく切れるものを用意する。そうでないとかえって力が入りすぎて、滑ったりした時にとても危険である。また時間もかかるし、なにより疲れる。

　受傷後、3〜4週経過したケースでは、骨折部が強固に癒着していることが多い。剥離をしても動きが悪いときは、ラスパの先を骨折部に入れ、柄を軽くハンマーで叩いてもらう。こうやって食い込ませてからこじってみる。神経が近くにあってノミが使いにくい場面などでも使える。

　さらに、剥離操作以外にとても重要な役割、見えない部分の状況を把握するための情報収集器具、という目的もある。ラスパから得られる感触を大事にしよう。

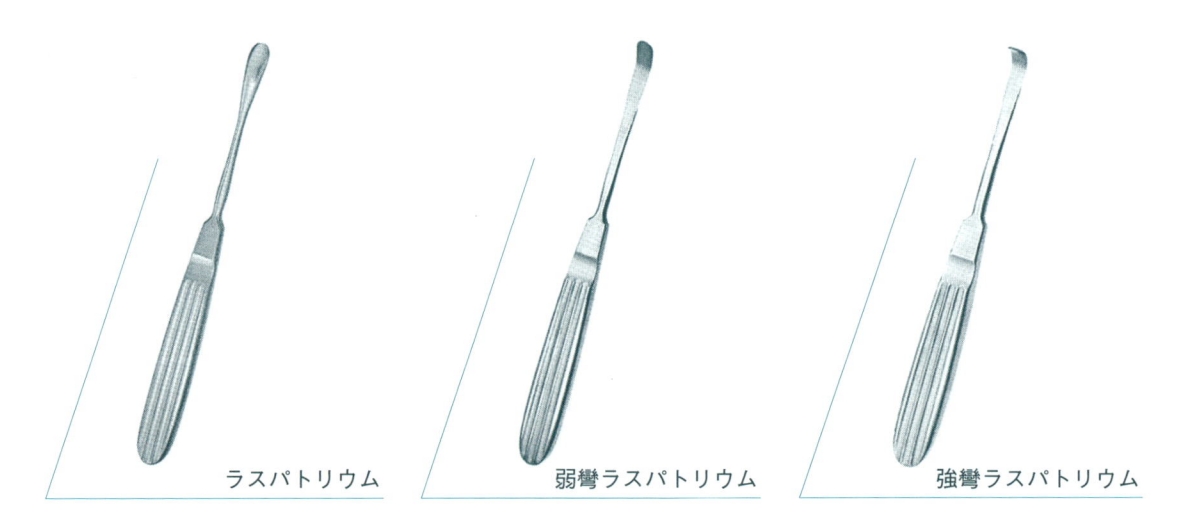

| ラスパトリウム | 弱彎ラスパトリウム | 強彎ラスパトリウム |

■ラスパの使い方　5通り

1．切る
　この角度で横にすべらせて骨膜を切る。メスで切るよりも出血が少ないし、すぐに剥離の操作に移ることができる。

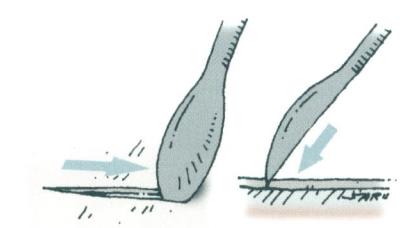

2．引っ掻く
　上の角度で入りにくいところや、滑りやすい場面で使う。やや幅が広めに骨膜が裂けて広がる。

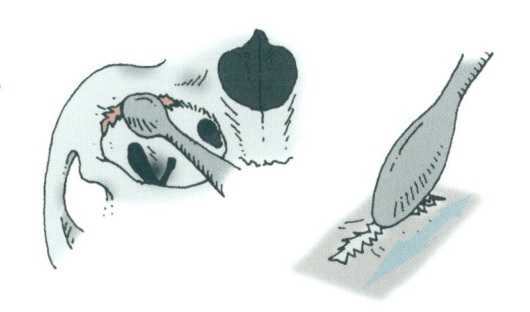

3．捻る
　神経が近い、骨膜が固く癒着している場面で重宝する。力任せに押したりずらしたりすると、いきなり抜けて要らぬ損傷を与えることがある。捻りながら、ニジニジと進んでいく。

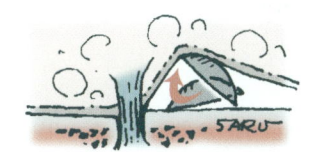

4．振る
　一般的な使い方。振る、押すなど、ラクに剥げるところはこれでいく。

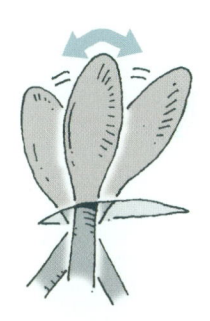

5．割る
　ノミを使わずとも、軽くタップしてもらうだけで新鮮例なら授動の手助けになることが多い。

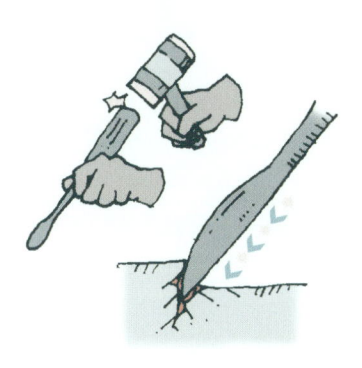

BASIC TECHNIQUE

エレバトリウム

　骨膜の剥離に使う。先端が鈍のために膜などを切ってしまうことは少ないが、裂くことはある。神経孔の周辺や、眼窩など軟部組織を損傷したくない場合に用いる。幅や曲がりの異なるものがいくつかあると、格段に手術が行いやすくなる。

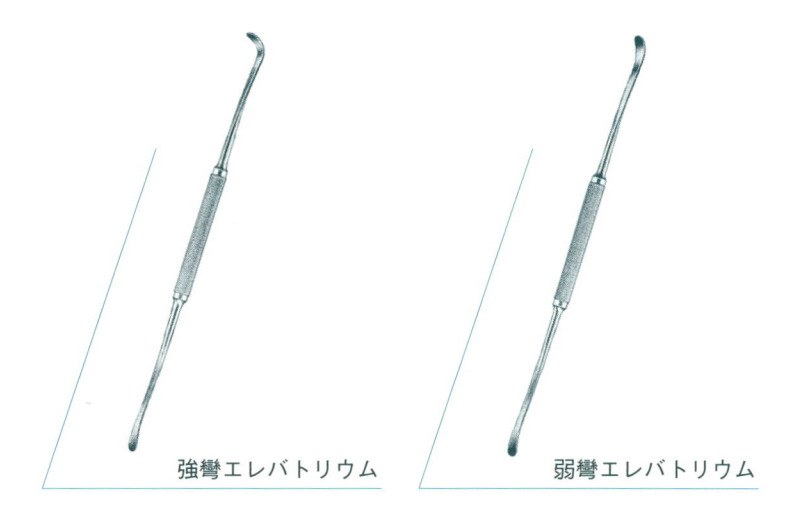

強彎エレバトリウム　　　弱彎エレバトリウム

INSTRUMENTATION

ノミ

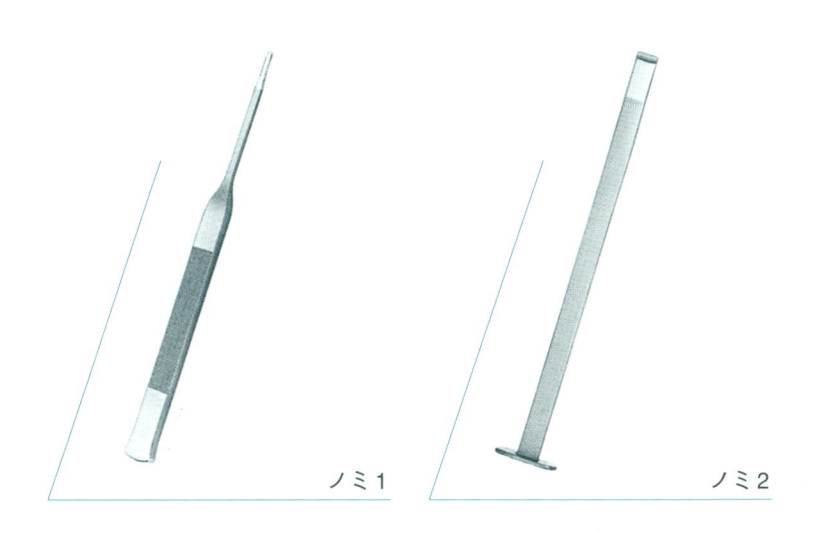

ノミ1

ノミ2

　片刃と両刃がある。片刃では打ち込んでゆくと、刃をつけた面の反対方向に進んでゆくため、骨折のオペではまっすぐに進む両刃のものを使う。通常は両刃の薄いノミで、4、6mm幅のものがあれば事足りる。

ハンマー

ハンマー

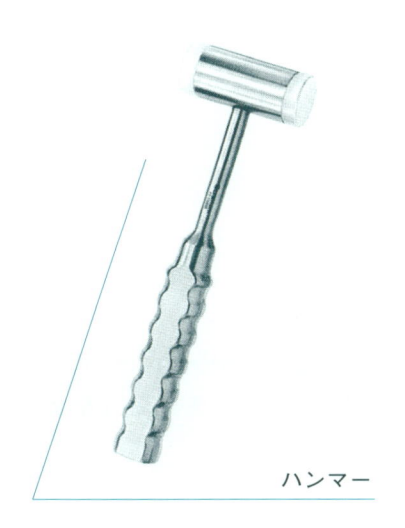

　プラスチック製が使いやすい。ノミはインパクトで切ってゆくので、ゴンゴンと押しつけるよりも、タンタンと手首を返すように叩く。

BASIC TECHNIQUE

レトラクター

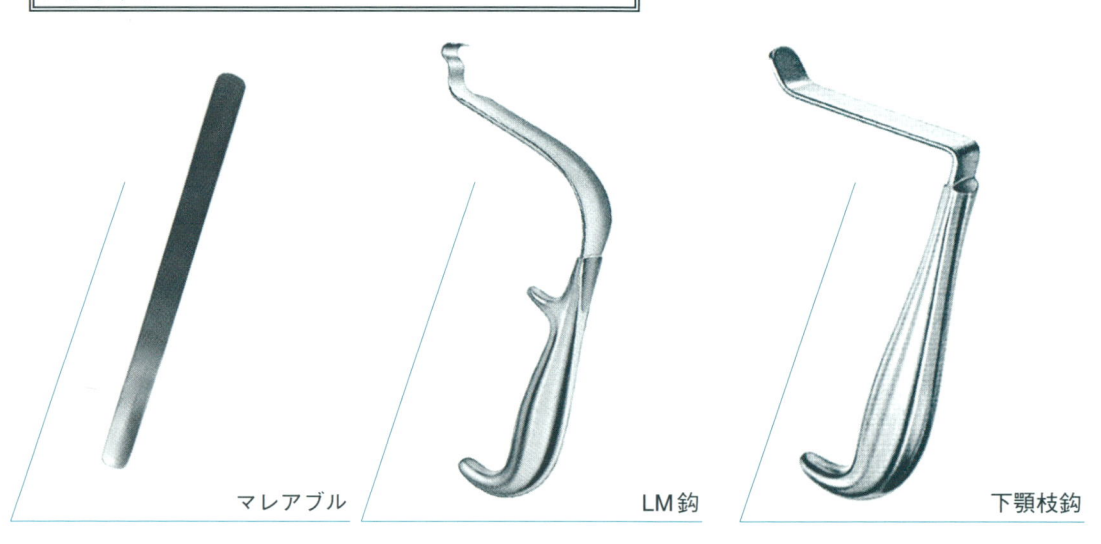

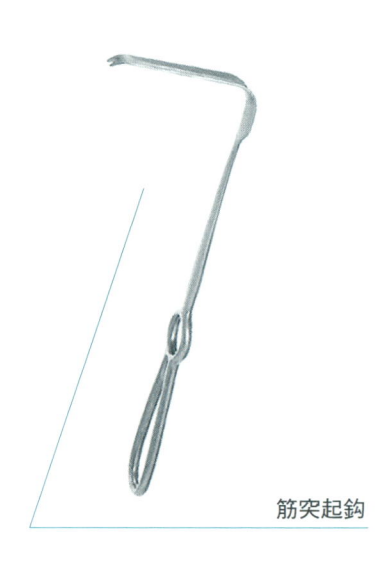

マレアブル　　　　LM鈎　　　　下顎枝鈎

筋突起鈎

　長さが2〜10cmまでの各種を揃える。マレアブル・レトラクター（malleable retractor、通称：脳ベラ・腸ベラ）も幅7,10,15mm程度のもので揃える。下顎骨骨折の口腔内アプローチでは、LM鈎などがあると便利。

INSTRUMENTATION

リウル（丸ノミ鉗子）

先の尖った小さいもので、できれば2関節のものが便利。

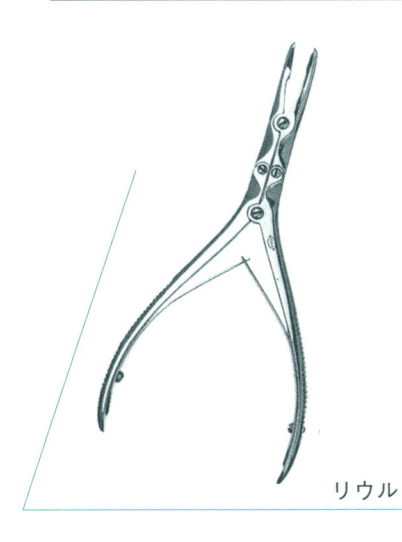

リウル

骨ヤスリ

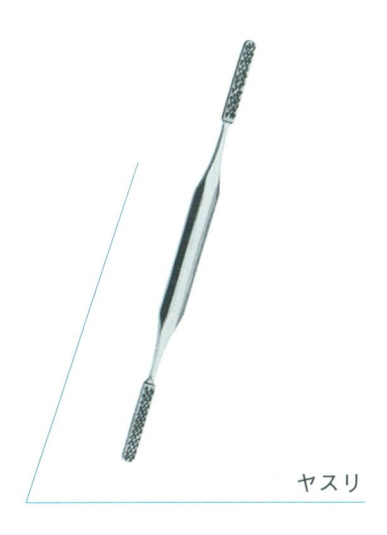

軽い"ならし"に使うので、あまり目の粗くないものがよい。

ヤスリ

骨ベンダー（bone bender）

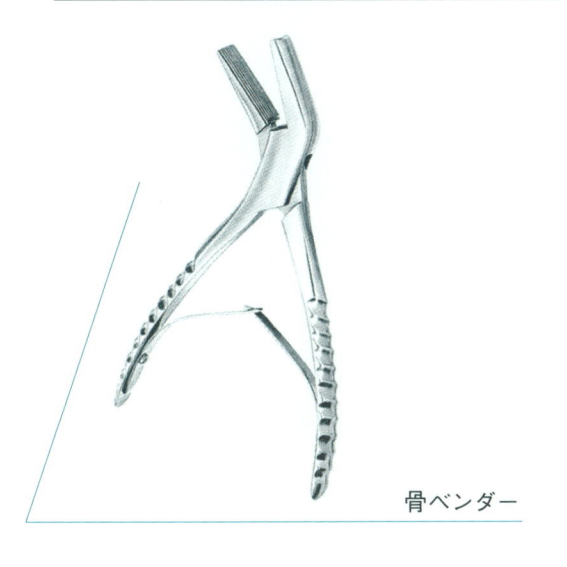

骨ベンダー　眼窩床への移植骨の細工に便利。

BASIC TECHNIQUE

ワイヤーツイスター

3-0以上の太さのワイヤーを締めるときには必要。強固に締めつけられる。

ワイヤーツイスター

ワイヤーカッター

ワイヤーカッター

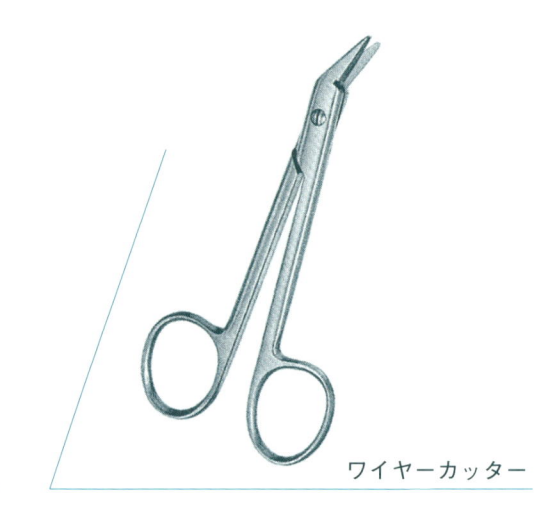

要のしっかりしたもので、片手で軽く切れるものを選ぶ。

ダイヤモンドチップの摂子

ダイヤモンドチップの摂子

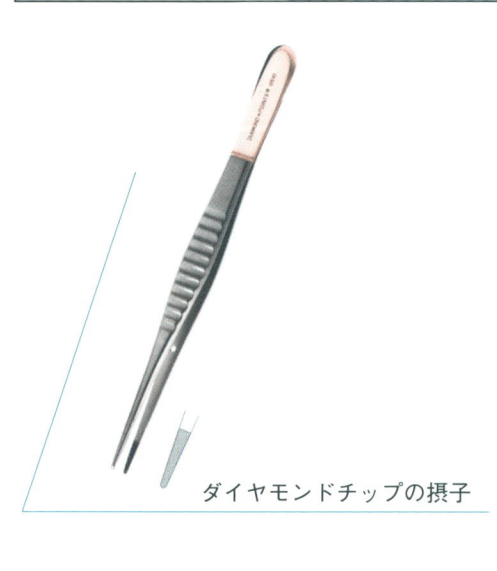

15cmくらいの、ややコシの強いものがよい。とにかく骨やプレートなどの把持がラクである。

INSTRUMENTATION

ロー（Rowe）鉗子、上顎離断ノミ

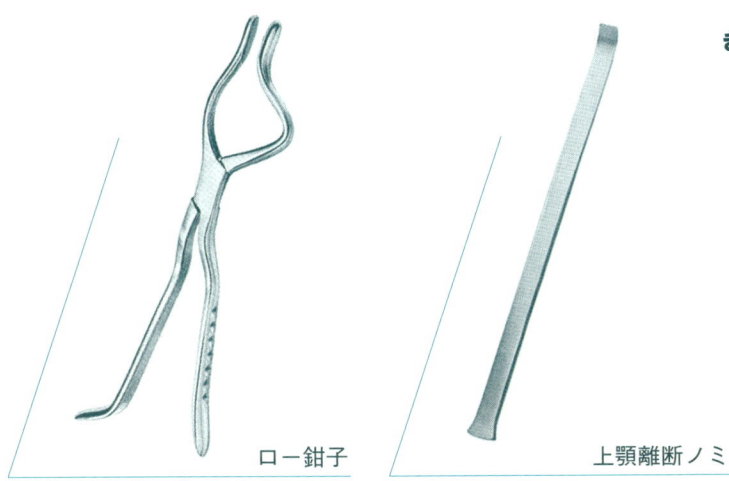

上顎骨骨折で、授動が不十分なときに補助的に用いる。

ロー鉗子　　　上顎離断ノミ

アウル

内眼角靱帯を固定する際に骨孔を開けるのに用いる。バーやドリルでは危険なので、これは必要であろう。

アウル

ルベルダン針

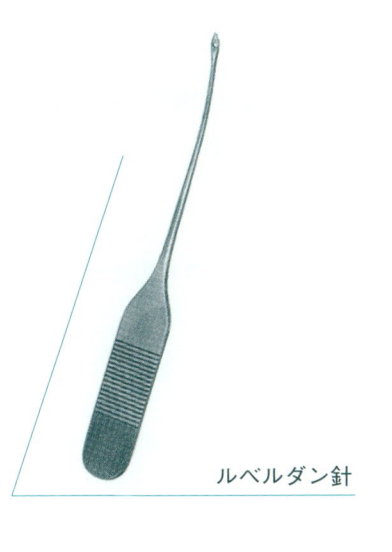

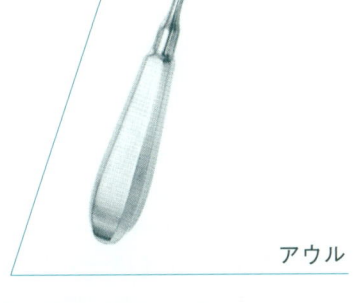

内眼角靱帯を固定するためのワイヤーを引き込む際に用いる。アウルのサイズに合ったものを選ぶ。あまり太くないものがよい。

ルベルダン針

BASIC TECHNIQUE

アングルワイダー

　口唇の保護と展開に便利。アプローチと閉創の際にはよく用いる。

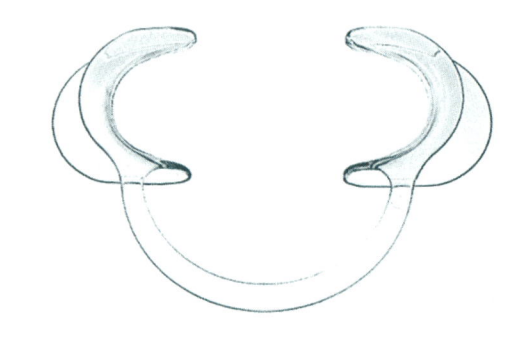

サクション

　どんな場合でも必要。削った骨も吸い込むので、やや太めのものを2本用意する。詰まったらすぐに交換する。

バイポーラー

　深部の止血には欠かせないので、必ず用意する。

モノポーラー

　癒着した線維を骨から剥ぐときに便利。

ライト付きサクション

　サクションの横にファイバーライトを装着したとても便利なもの。奥深いところなどの操作には重宝する。ヘッドライトと異なり、術者が頭を動かしたり移動しても絶えず明るく照らしてくれる。

　手術では、これ以外の道具も多く、台上が乱雑になりやすい。セット組をして、必要なものをそのつど広げるようにした方がよい。
　以下、著者が用いているセットの内容を示す。

顔面骨骨折セット

- ラスパトリウム（6、7、9mm幅、弱彎、強彎） ● エレバトリウム（弱彎、強彎） ● リウル
- マレアブル・レトラクター（7、10、15mm幅） ● 骨ベンダー ● 骨把持鉗子
- ワイヤーツイスター ● ワイヤーカッター ● 骨ヤスリ

上顎骨骨折セット

- ロー鉗子 ● 上顎離断ノミ

下顎骨骨折セット

- 万能開口器 ● 舌圧子 ● L-M下顎枝鈎 ● 下顎枝鈎 ● 筋突起鈎

鼻骨篩骨骨折セット

- ワルシャム鉗子 ● 短鼻鏡 ● 中鼻鏡 ● バリンジャー
- 膝状セッシ ● アウル ● ルベルダン針

ノミセット

- ノミ（4、6、8mm幅） ● ハンマー

サージカルモーター

　顔面骨・骨折の手術では、陳旧例を除きいわゆるソーを使うことはほとんどない。プレート固定用に穴を開けたり、骨を削るためのバーがあれば事足りる。スクリュー用の下穴を開けることが用途のほとんどなので、2万回転/分程度のハンドピースで十分である。ハンドスイッチとフットスイッチとがあるが、どちらでもよい。手元にハンドルがない分だけ取り回しがよいのがフットスイッチ、立つ位置を制限されないのがハンドスイッチ、といった程度だろう。

　バーは回転するものなので、いちど軟部組織を巻き込むと、バーが止まるか組織がちぎれるまで損傷を与えるので注意する。

■スクリュー孔の穿ち方のコツ
①低速で廻す②そっとあてる③1mmほど削れる④ドリルの先端が安定⑤回転を上げてGO！

ただし、スクリューのための穴は高回転で穿つと、ちょっとした手ぶれで穴が大きくなってしまうので、薄い骨の場合は低回転（1万回転）で行う。

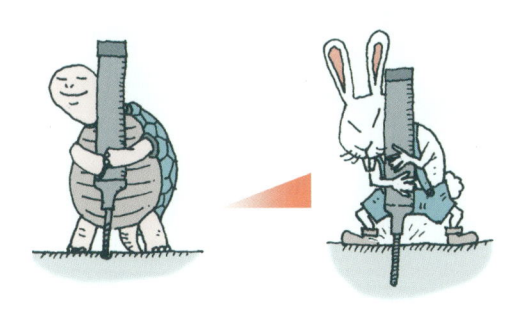

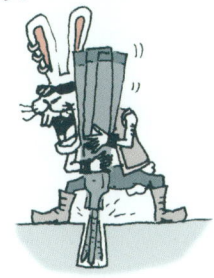

BASIC TECHNIQUE

プレートとスクリュー

　ミニプレート（プレート厚が1.5mm前後）とマイクロプレート（プレート厚が1mm前後）があれば事足りる。（吸収プレートは、コストとハンドリングとラインナップの点でまだちょっと使いにくいか？）
　上顎、下顎など咬合力がかかる部分ではミニプレートを、それ以外ではマイクロプレートを用いる。
　各メーカーとも細かい違いがあるが、選ぶときの一番のポイントは、ナースがスクリューを簡単に把持できるかどうかである。ここが律速段階になりやすい。またスクリューヘッドの形状は、好みもあるがプラスがよい。四角や6角形のものは、万が一ナメると抜くのも入れるのも困難になる。また後日抜去の際に、入り込んだ軟部組織を除去するのがプラスの物に比べやりにくく、またドライバーヘッドがきちんと入っているかどうかが、ややわかりにくい。

■プレートのベンディング

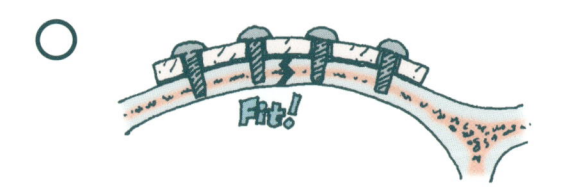

○　骨の表面形状にできるだけフィットするように行う。

×　ベンディングが不足すると跳ね上げ効果となる。

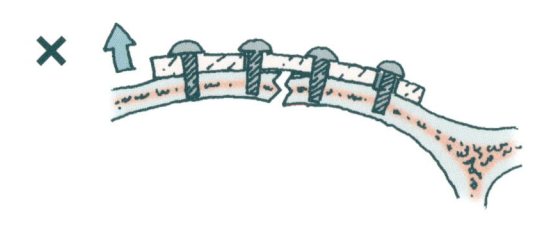

×　ベンディングが強すぎるとアライメントのずれが生じる。

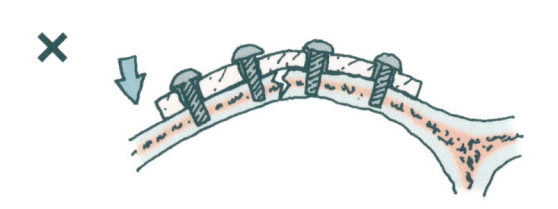

　最近では、ロッキングプレートが登場しており、このタイプでは多少ベンディングが甘くてもその位置でスクリューが止まってくれるので、締め込みによる骨片のズレは生じにくい。ただ、ベンディングが合っていないとプレートが浮いた状態になるので、注意する。また極端に斜めにスクリューを入れることはできない。

INSTRUMENTATION

■ プレーティングのコツ
1. ベンディングをきちんとする
2. そうすると軽く抑えるだけでプレートが固定位置に納まる。捻れが合っていなかったりすると、カクカクして安定しない。このためにも"必要最短"のプレートを選択する。
3. まず止めやすい1穴にドリルで穴を穿つ
4. この時、ドリルはできるだけ垂直に入れる（でないと抜くときにプレートに引っかかってずれたりする、それとドリルをしっかり支えて穿つこと、プレートの穴に寄りかかるようにすると、プレートがぐるぐる廻ったりずれたりする）
5. 1穴決まれば残りはラクに固定できる

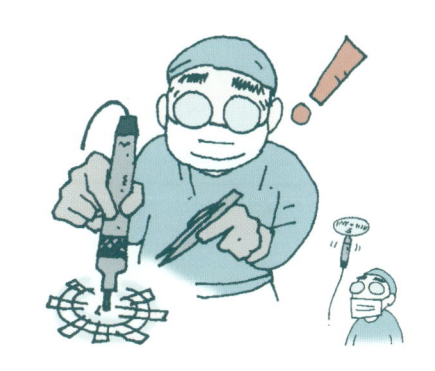

　プレートを把持しておく道具はいろいろとあるが、ダイヤモンドチップの摂子がよい。普通のタイプの摂子は滑って落としやすい。

■ ドリリングをしたら
　すぐにドリルを抜かず、ナースがスクリューの付いたドライバーを用意できたことを確認したのち、"すっ"とドリルを抜き"さっ"とドライバーと持ち変え、"くいっ"と締め込む。この際、ドリル孔を見失わないように目線をはずさないこと。

■ スクリュー
　できるだけプレートに対しまっすぐに打ち込む。斜めだと、途中でプレートホールに引っかかることがある。スクリューはセルフタップのため、9mm以上のものは、骨の固さにもよるが最後がきつめになる。特にマイクロスクリューの場合、9mm以上のものはきつく入りにくくなることが多い。顔面骨骨折では、5mm、7mmのものでほぼ事足りる。
　万が一、スクリューを創内に落としてしまったら、
1. あわてない
2. 筋鉤は動かさず、術野の展開を変えない
3. サクションを持って、吸いにゆく（摂子で取りに行くことはやめた方がよい）
4. 吸い込み口に付いたら、そっと外に出す
5. 太くて吸い込んでしまったら、スクリューを確認する。わからなければX線で創内を確認する

BASIC TECHNIQUE

ワイヤー

　ステンレススチールワイヤーの出番は少ないが、それでも必要である。よく使う規格として、骨の固定、顎間固定には0（26ゲージ、0.35mm）2-0（28ゲージ、0.3mm）、内・外眼角靱帯の固定には3-0（30ゲージ、0.2mm）である。これ以上太いものは、結節部分が大きくなり皮下に触れることがあるのであまり使わない。

■**締める方向**

締めてゆく方向は角の方である。この方向では90°以下で締め上げられるが、

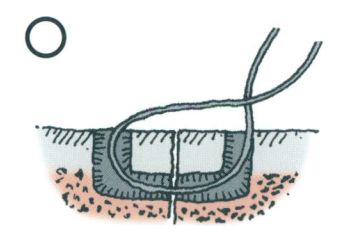

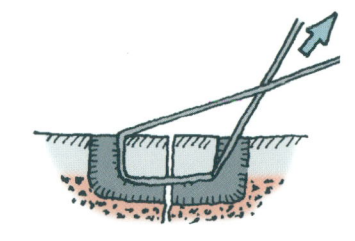

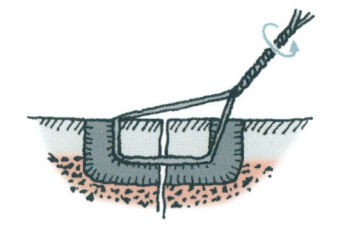

○

平らな面で締めると180°で絡め合うこととなるので、切れやすい。

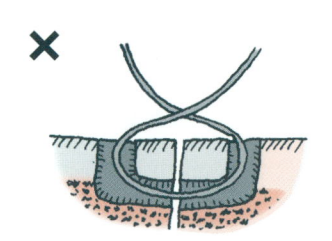

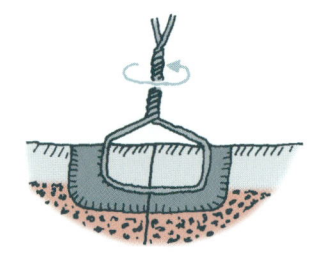

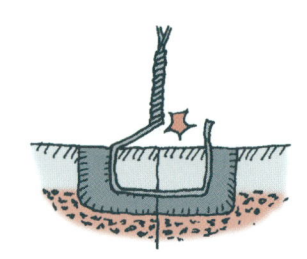

×

INSTRUMENTATION

■巻き上げかた

　巻き上げは引っぱりながらするのではなく、引っぱったあとのワイヤーの余りを締めてゆくことで行う。しなやかなワイヤーで"ぐうっ"と引っぱり上げ、ここにできたゆるみを"ささっ"と締めてゆくことを繰り返す。きっちりと締め上げて固定することと、無理矢理寄せながら締め上げるのとは違う。骨が割れたり裂けたりする。

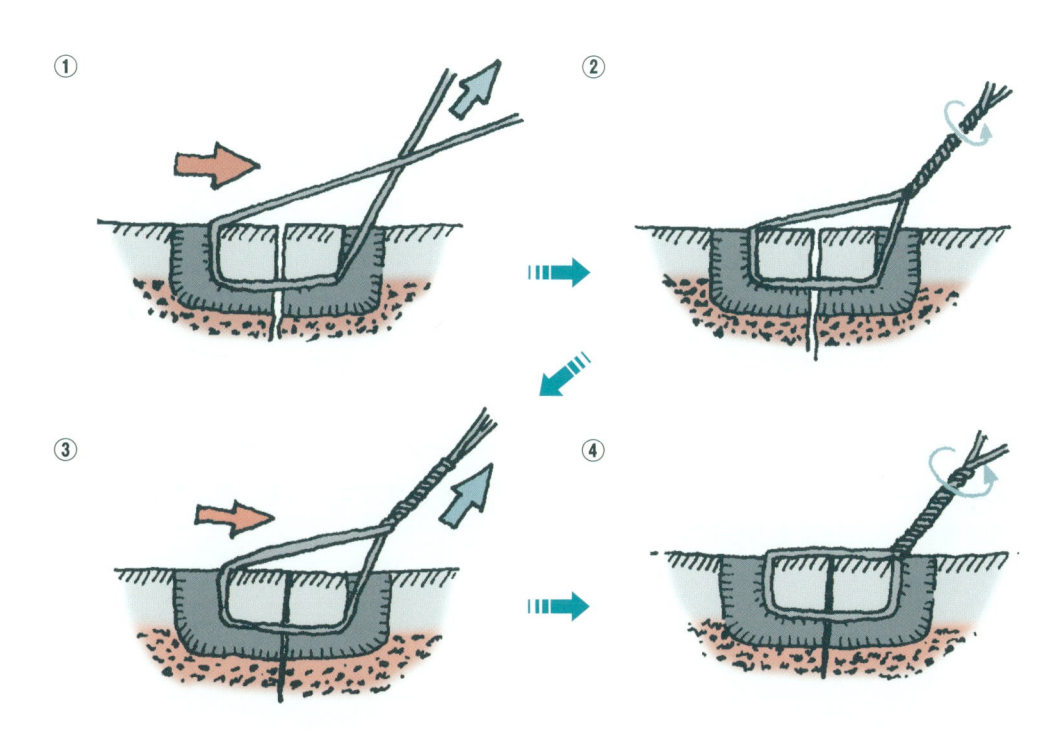

① ② ③ ④

BASIC TECHNIQUE

■ 骨孔の位置
ワイヤーが骨切り線と直交するように、穴を穿つ必要がある。

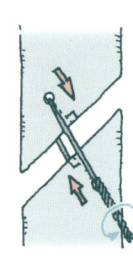

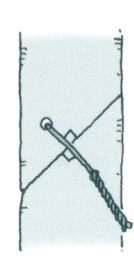

○

ついこのようにしがちだが、これだと締めるにつれ、ずれてくる。

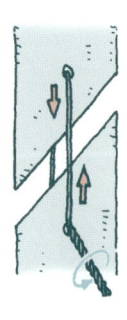

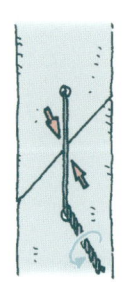

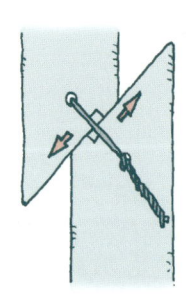

×

　穴を通すときは、ワイヤーの先端の状態をよくしておくことが重要で、曲がったものは切り直しリフレッシュしておく。
　ワイヤー抜去の方法は、まず結節部を起こし、そのままワイヤーツイスターに巻き上げるようにする（コンビーフのふたを開ける感じ）。ぱちんと音がして切れたものが巻きあがってくる。わざわざワイヤーカッターで切る必要はない。間違っても力任せに引っぱらないこと。

INSTRUMENTATION

■ 第三骨片がある時の固定方法

　いきなり1本のプレートで全部を固定するのはかなり難しい。骨片の位置を全部そろえて固定できることはまれで、まず大きな骨片同士を固定し、次に第三骨片を固定するのだが、この第三骨片がゆらゆらしてきわめて固定しにくい。

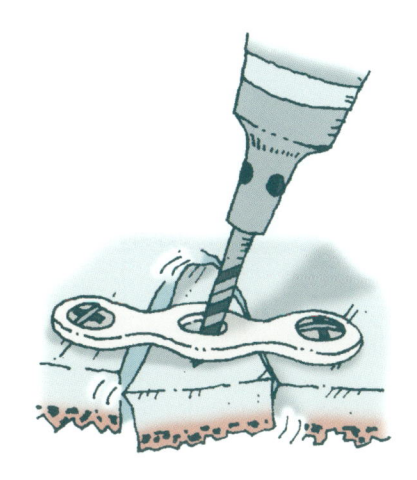

△

　別々のプレートで固定するのは、第三骨片が大きくアライメントが良好であれば問題ないが、そうでないと支持として用いられる第三骨片が不安定になり、のちに後戻りの原因となる。

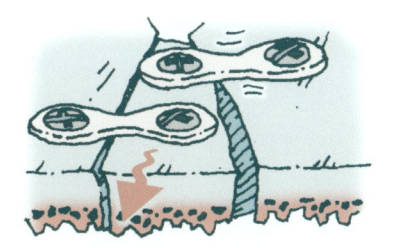

△

　まず、第三骨片をアライメントの良い方に固定する。この時、もう1本のプレートが通るスペースを空けておく。ついで長いプレートで全体を一気に留める。原則は、アライメントの良いところから固定して、大きな固まりにしてゆくことだ。

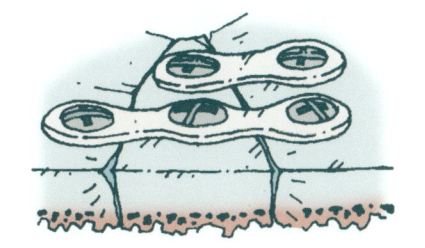

○

5 咬合
OCCLUSION

5-1	**Normal occlusion, maloccuision**
5-2	**Occulusal reconstruction**
5-3	**Internal maxillary fixation**

咬合を知らずして顔面骨骨折は扱えません。わかりやすく必要十分に解説したので、ここで完全に理解して不安から脱却しよう。

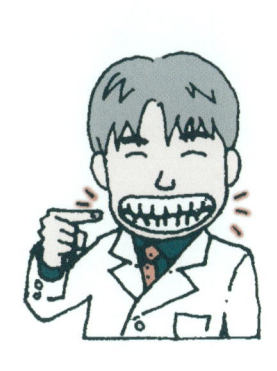

OCCLUSION

5-1 正常な咬合、異常な咬合

　顔面骨骨折と咬合は切り離して考えることはできない。しかし、咬合に関してはやや不安がある医師が大方であろう。院内や近隣に骨折のことをわかっている歯科医がいてくれればよいのだが、なかなかそういう恵まれた環境ばかりではないかもしれない。ここではまず正常の咬み合わせ、咬合を理解し、ついで外科医としてどの程度までの整復をすれば、その後の歯科治療が最小限、あるいは不要になるかを述べる。骨折を治療する者として、これだけの内容を理解し気を配ったうえでの治療を行ったのであれば、それは外科治療の限界であり、それ以上の治療を歯科にお任せする場合でも決して恥ずかしくない。

■歯および歯周組織

　成人の歯は上下とも16本ずつ、計32本ある。正中から、中切歯、側切歯、犬歯、第一および第二小臼歯、第一から第三大臼歯の順で並ぶ。俗には前歯、糸切り歯（八重歯）、奥歯、親知らず（知歯）とも言う。いずれの呼び名もややこしいので、中切歯から始めて1番から8番という名称がよく用いられる。臨床上もこの使い方の方が、わかりやすくて間違いが少ない。記載方法は、上顎左3番なら⌐3、下顎右4番なら4¬と書く。

　8番である親知らずは、萌出しなかったり欠損であったりすることが多いが、異常ではない。1～3番までは前歯群、4～8番までは臼歯群と分類され、それぞれ食物を咬み切る機能、粉砕する機能を持つとされる。

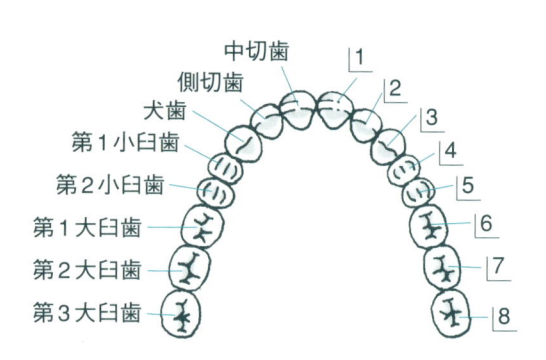

　歯は、歯槽骨に半分ほど埋まって立っているが、骨とは完全にくっついているわけではない。歯根膜と言われる線維性組織で、ゆるくつながっているだけである。この歯根膜のおかげで噛んだときの衝撃が緩衝されるし、一方では無理に引っぱったりすれば抜けてしまう（これはつまり抜歯）。この歯根膜や歯槽骨などの歯周組織は、加齢に伴いだんだんと衰える傾向にあるため、高齢者では次第に歯が不安定な状態になるし、若年者でも歯周病が著しいと歯はぐらぐらしていることがある。

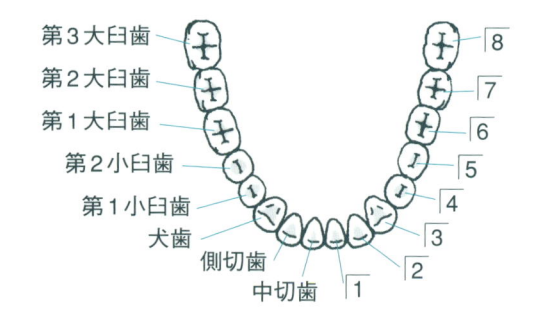

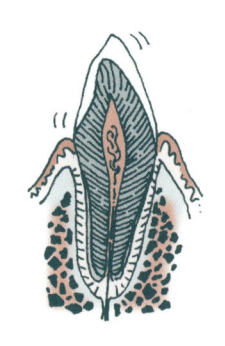

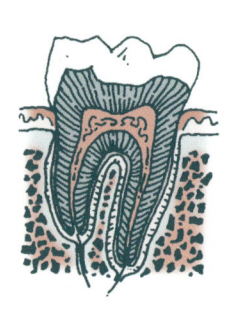

また、持続的、間欠的にでも弱い力がかかっていたりすると、少しずつ歯は動揺し始めぐらぐらした状態になる。歯は、がっちりと歯槽に食い込んで固定されているのではなく、無理な力がかかると少しずつ動いてしまうものだ、と理解しておく。

ただ歯によって強さに差がある。前歯群（1～3番）は歯根が1本であるのに対し、臼歯群（4～7番）は歯根が2～3本あるため、臼歯の方がしっかりと歯槽骨につながっていることになり、ぐらつきにくい。ただ犬歯（3番）の歯根は1本だが長いため、臼歯群に引けを取らずしっかりしている。いっぽう下顎の中切歯と側切歯（1、2番）はとても弱いので、ワイヤーなどでぐいぐい引っぱると、あっという間にぐらついたり抜けたりする。

歯の面は、表を唇側（横では頬側）、裏を舌側、正中方向を近心、奥の方向を遠心という。独特な呼び名だが慣れればわかりやすいし、便利である。たとえば、いわゆる出っ歯の場合は、"上顎前歯が唇側傾斜している"、と表現できるし、"この歯を抜くと、左の上顎3番が遠心移動しやすいからなぁ"などと使える。歯科の先生との共通言語は、憶えた方がよい。

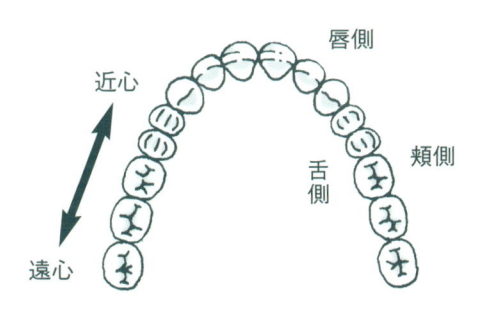

■ 咬　合

咬合は前歯群と臼歯群とで分けて考えた方がわかりやすい。

前歯群は、食物を咬み切る機能のために、上顎の歯が下顎の歯に被さった状態、被蓋になっている。この時の上下の重なり具合をoverbite（オーバーバイト：垂直被蓋）、前後の重なり具合をoverjet（オーバージェット：水平被蓋）と呼ぶ。正常では、overbiteは1～2mm、overjetは2～3mmとされる。したがっていわゆる出っ歯の人の多くは、上顎前歯と下顎前歯の水平方向の被蓋が大きいので、その関係を表現するのであれば、「overjetが6mmもあるよー」となるし、一方で反対咬合の人は、「overjetがマイナス6mmもあるからなぁ～」となる。

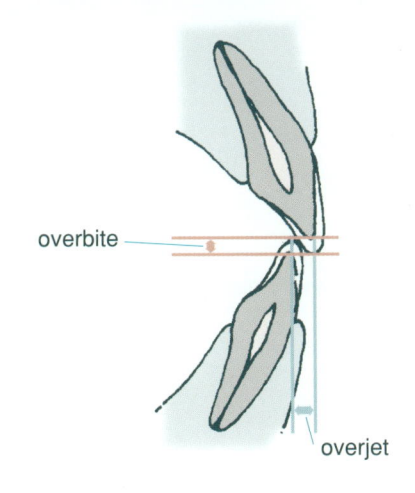

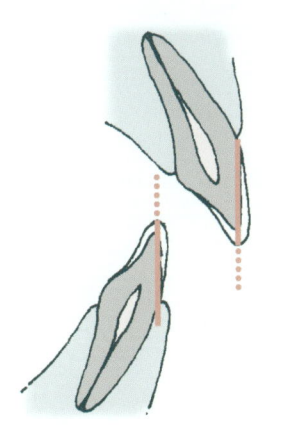

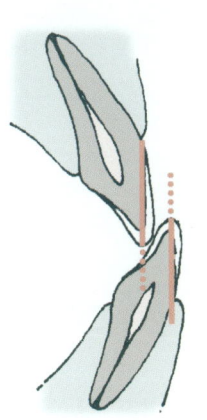

OCCLUSION

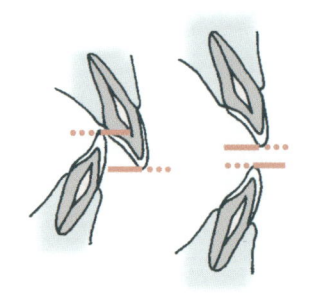

　Overbiteは咬み合わせの深さなので、上顎前歯の被さりで下顎前歯が見えない状況は、「overbiteが6mmと被蓋がかなり深いです」となり、一方で上下の歯が咬み合わず隙間のある状況は、「overbiteがマイナス2mmで開咬を呈しています」となる。overbiteが0mm、overjetが0mmは、切端咬合という。

　臼歯群は、食物を砕く機能のために表面はデコボコしている。これらは咬頭、咬頭斜面、裂溝、隆線と呼ばれるが、わかりやすく言えば、上下顎の歯がこうではなく、このようにデコボコがそれぞれぴったり合うようになっているのが、臼歯部の咬合である。そしてこのデコボコが合うようそれぞれの歯が微妙にずれて対応している。

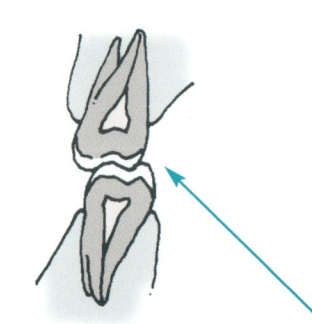

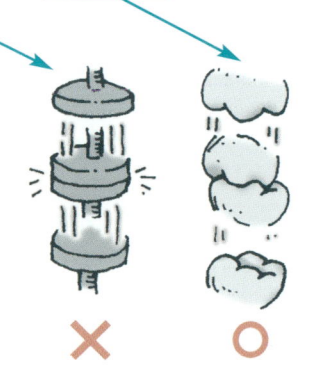

　まず上顎の臼歯は下顎の臼歯の外側（頬側）に位置して並んでいる。これは正常で、決して"上顎臼歯の頬側偏位"とは言わない。また前後的には、下顎の7番が上顎の7番より近心に位置してズレている。これは上下で歯の数は同じでも、大きさが違う（特に上の前歯部が大きい）ので、こういったズレが生じている。いずれにしても、このズレがあることによって上下の歯はしっかりと咬むことができる。

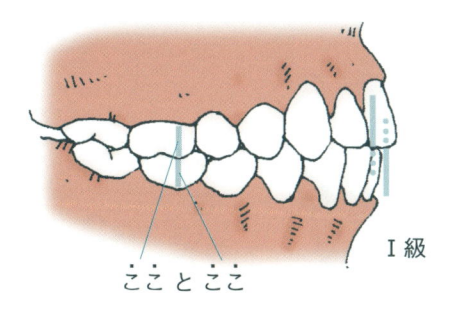

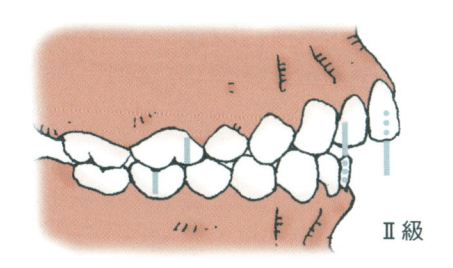

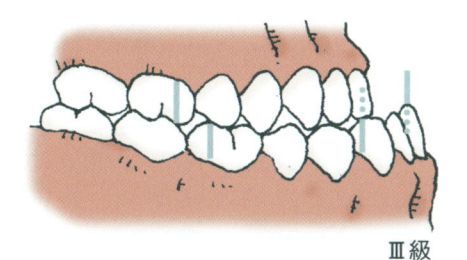

NORMAL OCCLUSION, MALOCCUISION

さて、臼歯部での咬み合わせの分類では非常に有名なAngleの分類があり、若干の短所はあるもののとても便利でよく使われるので理解しておく。簡単に言うと、正常、出っ歯、受け口といった上下歯列弓の前後的（近遠心的）咬合関係を分類したものである。基本は、上下第一大臼歯の咬合状態を上下歯列弓の位置の代表として考え、上顎第一大臼歯近心頬側咬頭の三角隆線と、下顎第一大臼歯頬面溝の関係を基準にしている（長い！）。

要するにこことここが一致するものがⅠ級（正常）、下顎が遠心にある場合Ⅱ級、近心にある場合をⅢ級とする、ということだ。

歯の欠損や位置異常がなければ、通常Ⅱ級では前歯部でoverjetが正常範囲を超え（6～7mm以上）上顎前突の状態になり、Ⅲ級ではoverjetがマイナスでいわゆる反対咬合（下顎前突）の状態になる。

Ⅰ級
ここ と ここ

Ⅱ級

Ⅲ級

■ 咬頭嵌合（こうとうかんごう）

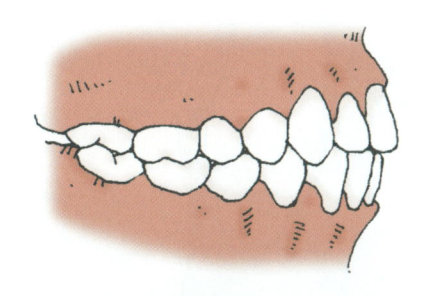

なじみのうすい響きの単語であるが、咬合を理解するうえでとても重要なので、よく読んでほしい。

通常、奥歯をぐっと咬みしめた時に、咬み合わせをずらそうとしてもほとんどずれないだろう。これは、上顎と下顎の前歯、臼歯がそれぞれで被蓋やデコボコを組み合わせているからである。つまり咬頭嵌合とは、"上下顎歯列咬合面の各咬頭（凸）と窩（凹）が互いに嵌合（ぴたりと合う）した状態"のことである。したがって正常な咬合とは、歯の欠損がなく、上述したように前歯部、臼歯部とも異常なズレのない咬頭嵌合と言うことができる。

OCCLUSION

■ 下顎運動

咬合は下顎の動きと、とても密接に関連している。

ものを噛んでいるときの顎の動きを一度よく意識してみると、決して獅子舞の口がカクカクするような動きではなく、牛や馬のように前後左右にモグモグ動いているのがわかる。ところが最終的には、かならず決まった1カ所で咬みしめるようになっている。つまり下顎は、ある範囲を自由に動くことができるが、かならず最後には咬頭嵌合する、という動きを示す。

この下顎の動きは、特殊な器械を使ってよく調べられている。

下顎中切歯の動きをトレースしてみると、このような動きになっていて、この動きは発見した人の名前とその形から、ポッセルト Posselt のバナナ、あるいはスウェーデンのバナナと呼ばれている。

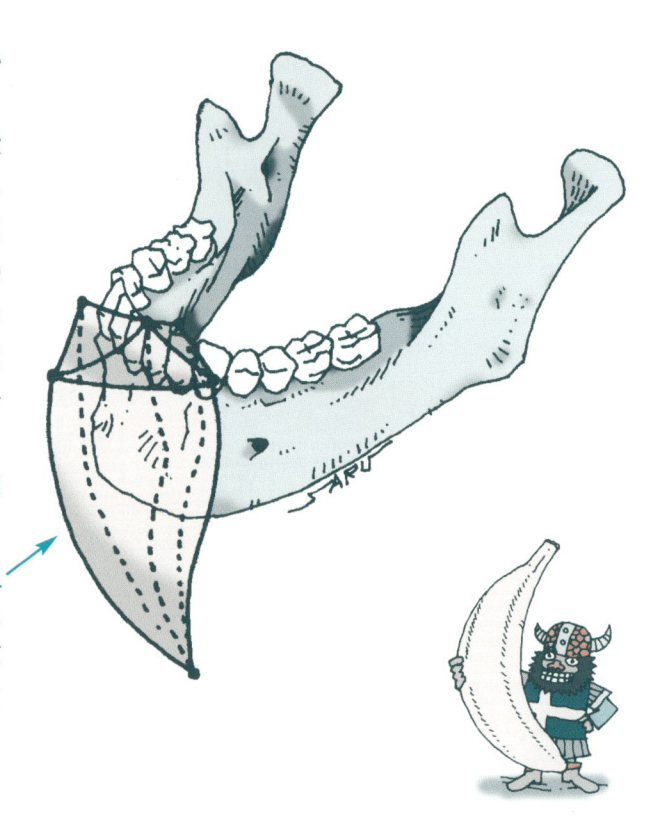

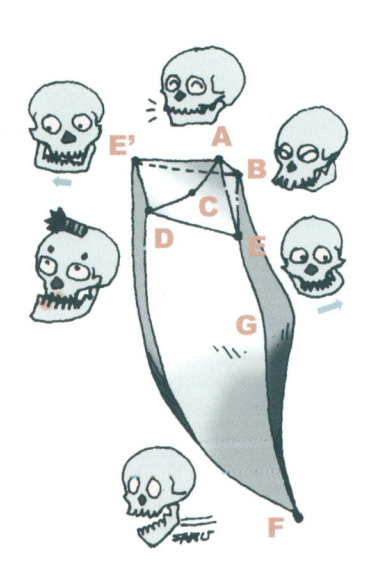

A：ここがしっかりと噛んでいるときの位置（咬頭嵌合位）
B：下顎をできるだけ後ろに引いて咬んだ時の位置（最後方位）
C：切端咬合にしたときの位置（切端咬合位）
D：下顎をできるだけ前に出して咬んだ時の位置（最前方位）
E E'：左右にできるだけずらして咬んだ時の位置（最側方位）
F：一番大きく口を開けたときの位置（最大開口位）
A－G－F：「はい、開けてくださいー」といって開いてもらっているときの軌跡
B－F：一番うしろに顎を引いた状態で、口を開けていったときの軌跡

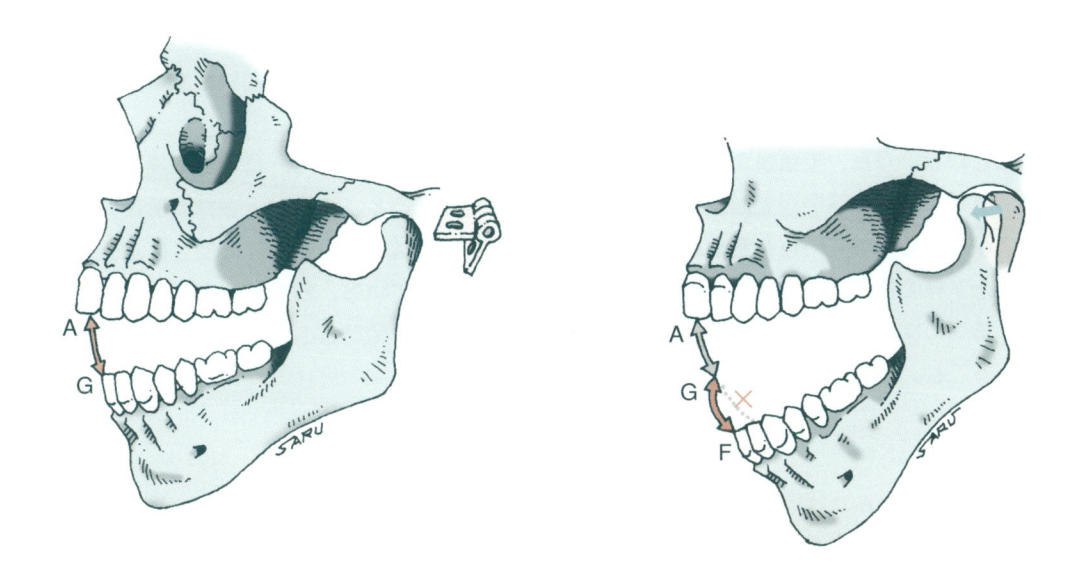

NORMAL OCCLUSION, MALOCCUISION

　このダイナミックな下顎の動きを支えているのが、下顎頭である。下顎頭は口を開けていくとき、はじめは回転運動（蝶番運動）をするが（変曲点Gまで）、さらに大きく口を開けていくと、回転運動に加え下顎頭が前方に少し移動する前方滑走を同時に示す。これは、自分で顎関節のところを触ってみるとよくわかる。このおかげで口を最大で50mmと大きく開けることができる。また、左右に動かすときには片方の下顎頭が前方へ滑走している。つまり下顎頭は、決して蝶番運動だけをするのではなく、下顎のさまざまな位置（モグモグ）に応じて前後に移動していることを理解する。

OCCLUSION

■正常な咬合

　咬合について、先に歯の立場から説明したが、じつは、もう一つ、下顎の動きという立場からも咬み合わせが決定される。

　どういうことかというと、咬頭嵌合は、あくまで上顎と下顎の歯の"あたり"によって決定される咬合位である。ところが、下顎は顎関節を起点とした自由な動きを持っている。つまり下顎は顎関節によって決定される独自の咬合位を持っていると言える。ただ正常な咬合状態では、この顎関節の動きによって決められる咬合位と、上下顎の歯によって決められる咬合位は、ほぼ一致している。わかりやすくいえば、ぐっと咬みしめて歯が最大に接触して安定した咬み合わせの時には、下顎頭も関節窩の中で一番安定して無理のないよい状態にいること、が正常な咬合と言える。

■咬頭嵌合位と中心位

　上下の歯をきっちり咬んだ状態、つまり咬頭嵌合の状態の時の下顎の位置を咬頭嵌合位と呼ぶ。つまり歯列の都合によって決まる下顎の位置である。一方、顎関節の中で下顎頭が最も安定した状態の時の位置を、中心位という。そして、正常では、この咬頭嵌合位と中心位のずれはほとんどなく1mm以内とされている。

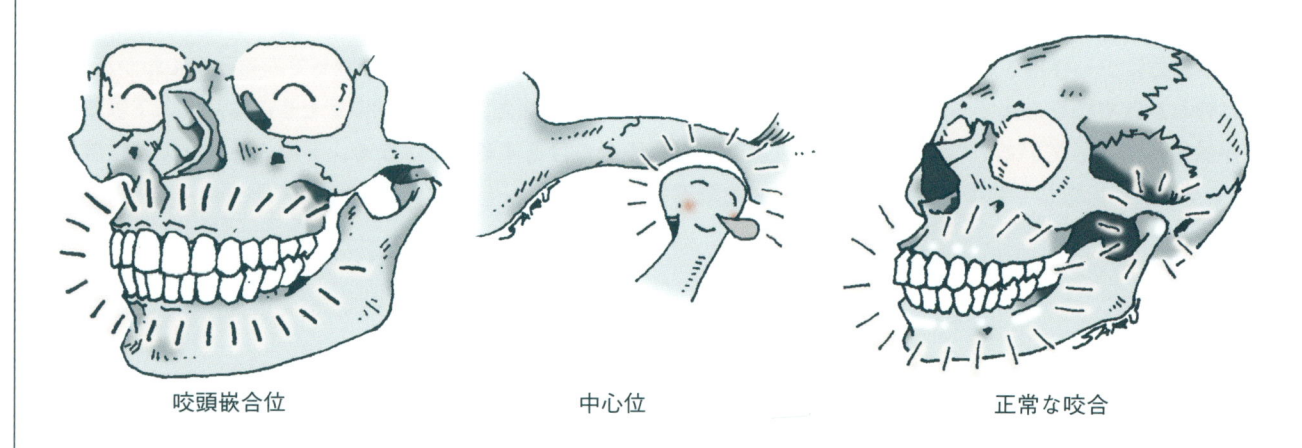

咬頭嵌合位　　　　　中心位　　　　　正常な咬合

　では、この中心位とはいったい顎関節内のどこにあるのか、については、じつは正確なことはわかっていない。このためいろいろな考え方があるのだが、臨床的には次の方法で求めてよい。

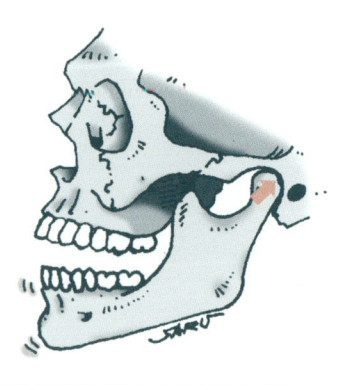

まず下顎を後上方に押し上げつつ10mm前後、蝶番運動をさせることで、下顎頭を下顎関節窩の最上方位に誘導する。

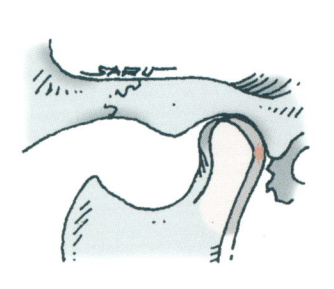

そこから咬合平面に沿って前方へ約1mm移動させた位置を、中心位とする。

NORMAL OCCLUSION, MALOCCUISION

■異常な咬合

　異常な咬合とは大きく2つに分類される。歯に関係する異常咬合と顎関節に関係する異常咬合である。
　歯の異常咬合とは、すなわち正常な被蓋関係が崩れていたり（AngleのⅡ級やⅢ級など）、叢生（八重歯など歯並びが悪い）がある場合を言う。一方、顎関節に関係する異常咬合とは、咬頭嵌合位が中心位と大きくずれている場合を言う。

〈歯だけの異常咬合〉

　咬みしめたときの下顎頭の位置である咬頭嵌合位は、下顎頭が安定して位置する中心位と一致しているため、咬みしめたときの顎関節への負担はないとしてよい（ただ厳密に言えば、咬合運動の際に下顎を咬頭嵌合位に誘導するガイドとしての機能が悪いので、結果的には顎関節に負担がかかっている可能性は十分ある）。

〈顎関節だけに問題のある異常咬合〉

　ややわかりにくいが、歯の位置と顎関節の位置がずれている状態を指す。つまり歯の咬み合わせは、叢生や異常な被蓋関係もなくよい状態なのだが、下顎頭の位置が関節窩の中で不安定な位置になっていることを言う（ただ、通常こういった場合には歯の位置も変化するので、実際には顎関節だけの異常ということは、ほとんどない）。もちろん、これらの歯と顎関節の両方の異常咬合が混在することも多い。

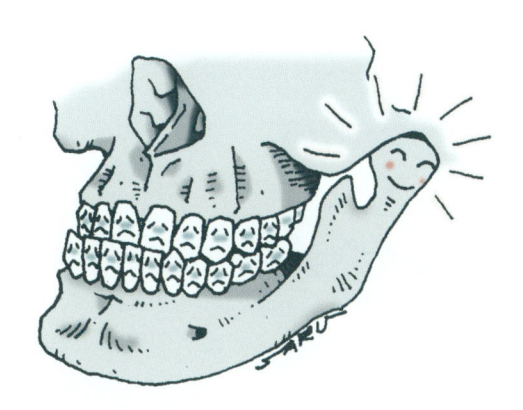

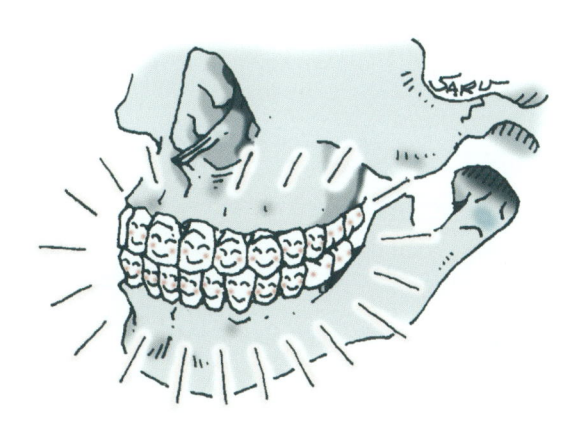

OCCLUSION

5-2 顔面骨骨折における咬合の再現

さて、骨折により壊れた咬合を再現する場合、どのように考えてゆけばよいのだろうか。

世の中にどの程度正常な咬合を持った人がいるかは定かでないが、咬合が正常でなくても日常生活では問題のないことも多い。つまり1～2本歯がなくても大丈夫であるし、反対咬合でもあまり問題がないこともある。おおざっぱに言えば、それがその人にとっての安定した咬み合わせであると言える。したがって顔面骨骨折の治療の場合には、骨折以前の咬合が正常かどうかに関わらず、その個人がこれまでに顎関節の異常（痛みや音）を訴えていない限り、骨折前の咬合を再現することが目的となる。

この時は、いわゆる歯の咬合状態と、関節の状態（中心位）の両方に気を配る必要がある。

■上顎骨骨折だけの場合

頭蓋骨と下顎骨の関係に破綻がないので、下顎頭を最後上方に移動させた後、フッと緩めて1mmほど前方に下顎が戻った位置が咬頭嵌合位となる。つまり、この下顎の位置に上顎を乗せて、顎間固定して咬合を再現すればよい。これで前後的な位置は決定される。また上顎の上下的な位置は、顎間固定をして一塊りになった上下顎を咬頭嵌合位を中心とした下顎の蝶番運動のどこかにおくことで決める。骨折線のアライメントや上口唇との位置関係、また骨折以前の笑った時の写真から歯の露出量を推測して位置を決めよう。

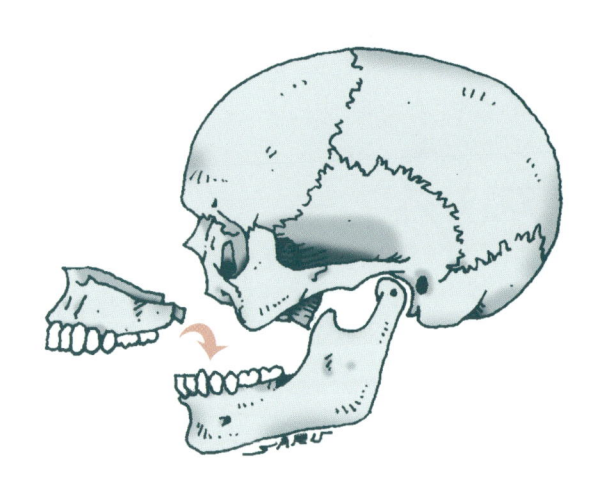

OCCULUSAL RECONSTRUCTION

■下顎骨骨折だけの場合
　この時は下顎を上顎ときちんと咬合させれば、おのずから咬頭嵌合位が再現される。ただ、歯牙を含まない骨折片が生じた場合は、その骨片側の咬頭嵌合位は咬合から再現できない。アライメントを正確に合わせて再現するか、骨片のみで中心位への誘導を試みて、決めるしかない。

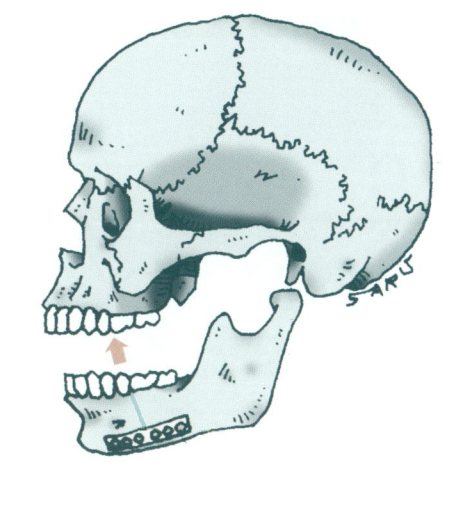

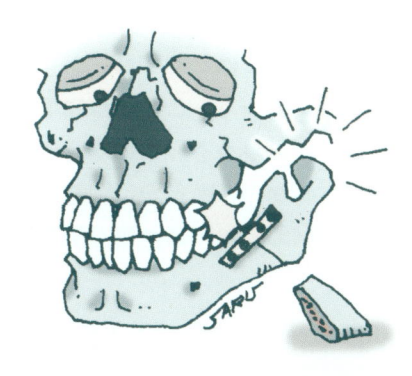

　ただ、下顎枝が短縮した位置に固定されれば先にそちら側の臼歯が当たってしまうし、この状態で無理に咬み込むと、下顎頭が中心位から引き下げられた状態になってしまう。

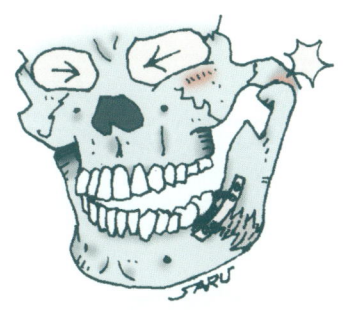

　逆に延長した位置に固定されれば、そちら側の臼歯の咬合が得られなかったり、無理に咬み込むと下顎頭が強く関節窩に押しつけられ痛みなどが生じるので、注意する。

■上下顎骨骨折の場合
　まずできるだけ正確に下顎を整復固定する。次に、そこで決定された咬頭嵌合位に上顎を合わせて咬合を再現する。しかし下顎を正確に整復固定することは簡単ではなく、起こりうる問題はいくつかある。

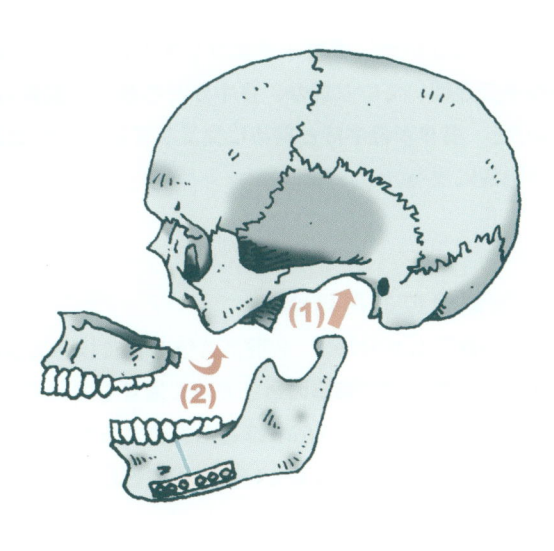

OCCLUSION

　まず両側下顎頭の上下的位置のズレである。

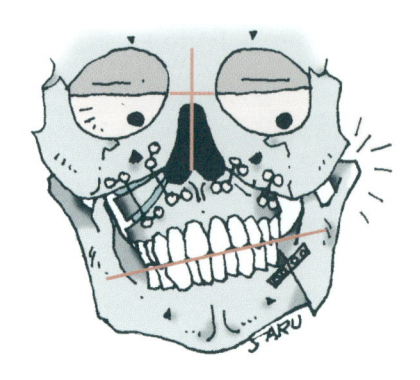

　こうなると咬合平面が傾斜するので、上顎を合わせた後も咬合が斜めになってしまう。また前後的なズレが生じた場合には、開口時の下顎の偏位と咬合の回転が生じてしまう。

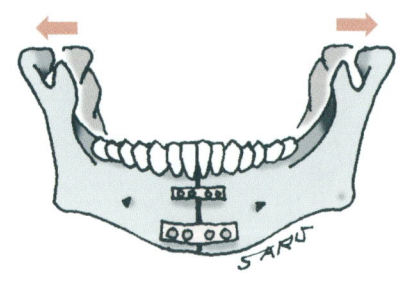

　さらに前後や上下のズレはなくても、わずかなアライメントのズレによって、このように下顎頭が開いてしまうことがありうる。この場合は、大きな咬合の異常は生じないが明らかに関節に負担がかかっており、長期的には問題が生じる可能性がある。

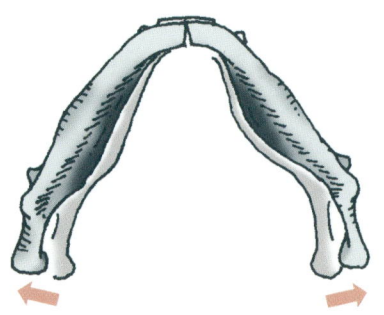

　こうした理由から、上下顎骨折の場合は、下顎の整復をして上顎を組み上げた時に、再度上顎の位置が解剖学的に不自然ではないか、ダブルチェックするように心がける。咬合平面が傾いていないか、正中がどちらかに変異していないか、鋤骨が鼻中隔と斜めに交叉していないかなどが、よい指標になる。

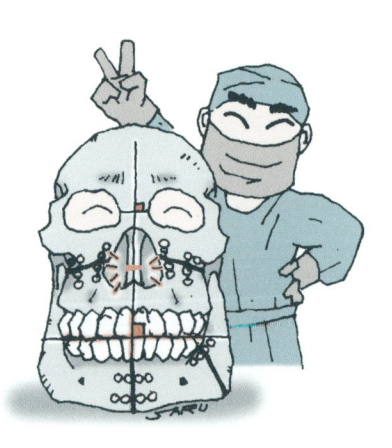

■咬頭嵌合位の再確認

　固定が終了した段階で、咬頭嵌合位が望ましい位置にあるかどうかを再確認する必要がある。この場合は、まず下顎頭を下顎関節窩の最上方位に置きその状態で咬合させる。適正に再現されていればおそらく少しだけ下顎が後ろにあり、1mmほど前方にずらすときちんと咬頭嵌合するはずである。そうでない場合は、咬頭嵌合位が中心位と一致していない可能性があるので、再度固定を確認する。

INTERNAL MAXILLARY FIXATION

5-3 顎間固定

　顎間固定に先立ち咬合模型を作成できるとよいが、医療機関によっては模型を採取できない環境の場合も少なくないだろう。歯列弓に骨折が及んでいなければ模型がなくても何とかなるが、骨折により歯列弓が壊れている場合は、模型がないと正確な咬合の再現はなかなか難しい。

■ピン

　上下顎の歯列弓内にかかる骨折がなく、咬頭嵌合が良好な咬合の場合は、上下顎に専用のピン、もしくは15～20mm程度のスクリューを打ち込んでこれを支持にして固定する方法が使える。通常は両側4-5番間と正中1-1番間の3カ所の歯槽骨に打ち込む。歯根を損傷しないように注意し歯肉上からそのまま穿てばよい。
　何よりも簡便で早く、歯への負担が少ないので適応できる場合はこの方法を選択する。

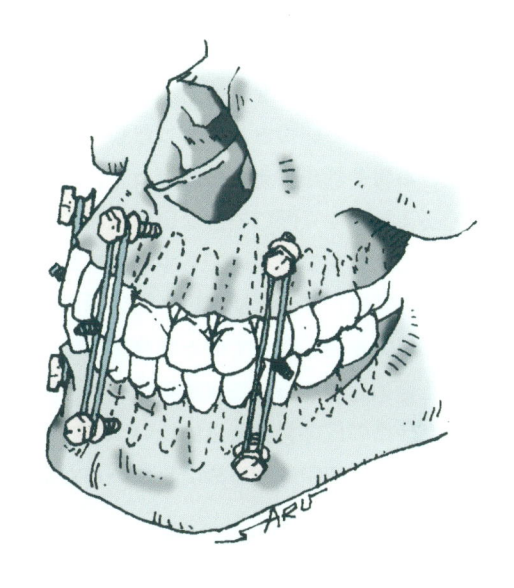

■アーチバー

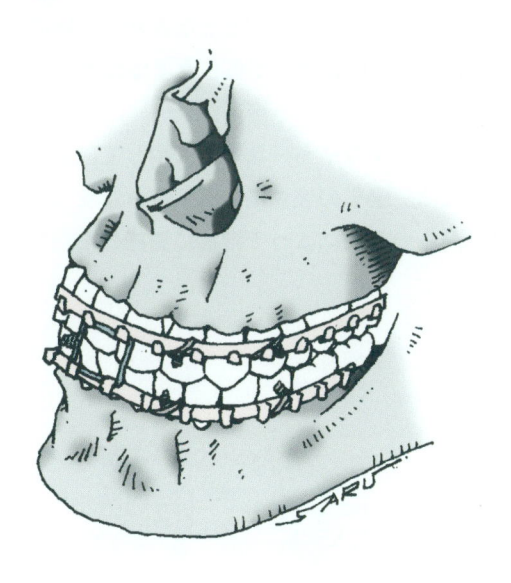

　顎間固定では最もよく用いられるだろう。歯牙があればどんな状況にも対応できる。咬合模型があればあらかじめぴったりと合うように作っておくと、装着がラクにできる。前歯部から順に臼歯へ固定してゆくが、前歯部は若い人でも動揺しやすいのであまり強く結紮しないようにする。ワイヤーは0（26ゲージ、0.35mm）あるいは2-0（28ゲージ、0.3mm）を用いる。アーチバーのフックの向きをよく確認して、反対向きに付けてあとから愕然としないように気をつける。歯列弓内に骨折線があるときは、その部分でバーを切断しておく。

OCCLUSION

■矯正用ブラケット

　装着できる環境であれば、これも大変よい方法である。歯周への負担が少ないし清掃もアーチバーよりしやすい。ただブラケットはレジンなどのボンディング材で接着されているので、あまり無理な力をかけると外れてしまう。いちど外れると、専用の道具がないと再接着はできないので、やや困る。

■ワイヤー

　顎間固定はあくまで咬合位を維持するものであって、決して強く咬みしめさせるものではない。つまり下顎に対する重力や、無意識のうちに開口位を取ろうとする力に対応できるだけの力で、咬み合わせが維持されていれば十分である。このため、ワイヤーによる固定が最も理想的である。ワイヤーはいったん締めた後は、ある一定の距離を保持するだけで持続的な牽引力を発揮しないが、ゴムは伸びきるまでいつまでもずっと引っぱり続けるので、無用な牽引力を歯牙にかけるおそれがある。したがって、ワイヤーでぐいぐい締め上げるのも不要であるし、全く開口できない程度までゴムで牽引する必要もない。こういったことに気をつけていても中・側切歯では、挺出（歯槽骨から抜ける方向への歯の移動）が生じやすい。特に歯周病などによる歯槽骨の吸収のため歯の埋まり方が浅くなっている場合には起こりやすく、首根っこが細くて隙間のある歯列を見たら、注意する。

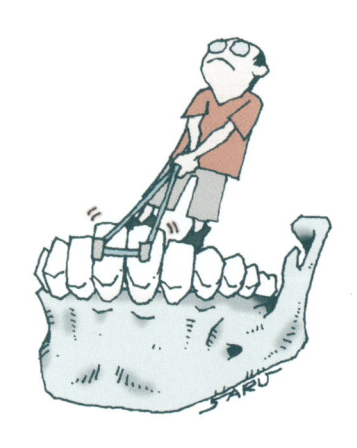

　また前歯の圧感覚の閾値は低い。つまり器械的な刺激に対して敏感なので、ワイヤーでの牽引はゆるめにしないとかなりの痛みを訴えることがある。

■その他、注意点

　多くの歯牙が残っていてしかも叢生などがなくきれいな歯並びの場合は、咬合の再現はしやすい。しかし欠損歯が多い場合や、歯列弓に骨折線が及んでいる場合の咬合の再現は、なかなか難しい。それは数少ない接触面の情報から正しい咬合面を探さなければならないからである。骨折前の咬合模型などをかかりつけの歯科から取り寄せることができれば、かなりありがたい資料になるので、問い合わせてもらうようにする。

　アーチバーにしてもブラケットにしても、歯の外側に固定源を設けそこをワイヤーなどで牽引して固定している。このため多くの歯が残っていて歯槽弓が破壊されていなければ、牽引の強さによって咬合が変化することはない。しかし歯槽弓が骨折で分断されているときは、外側からの牽引によって容易に歯槽の傾斜やズレが生じるので、注意する。

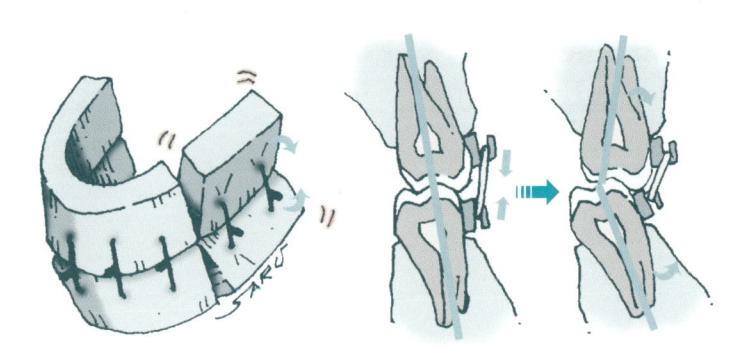

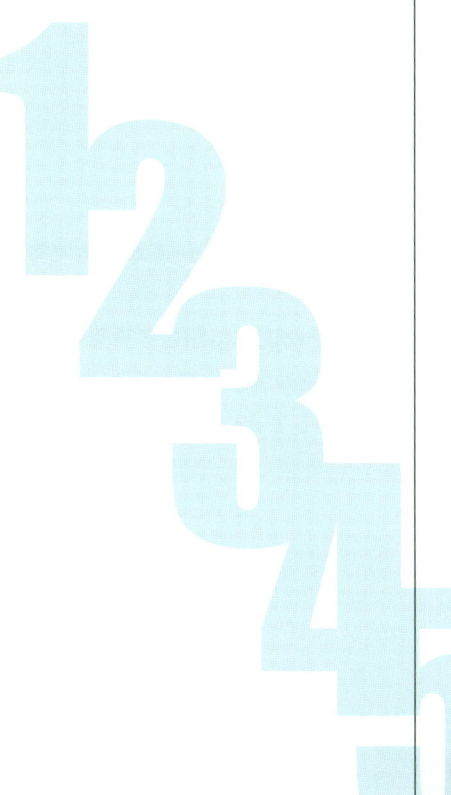

6-1　Orbital fracture
6-2　Malar bone fracture
6-3　Zygomatic arch fracture
6-4　Nasal bone fracture
6-5　Naso-ethmoidal fracture
6-6　Mandibular fracture
6-7　Maxillary fracture

6 整復と固定

REPOSITION AND FIXATION

ここから、それぞれの骨折の治療の説明に入っていきます。納得のいくパフォーマンスができるよう、これまでの基本事項をふまえて、攻めの気持ちでいこう。

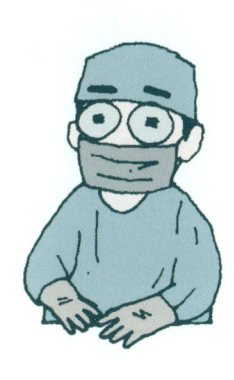

REPOSITION AND FIXATION

6-1 眼窩骨折

ここでは pure blowout fracture と呼ばれる眼窩内壁および下壁の骨折について取り上げる。

- 手術の適応は 1. 複視 2. 眼球陥凹であるが、複視については、その手術適応に関して意見の分かれるところである。ただ、術前に強い眼球運動制限があれば手術を行い、早期の治癒を目指すべきだろう。また、2mm 以上の眼球陥凹があって、患者が改善を希望すれば手術適応としてよい。

内壁骨折

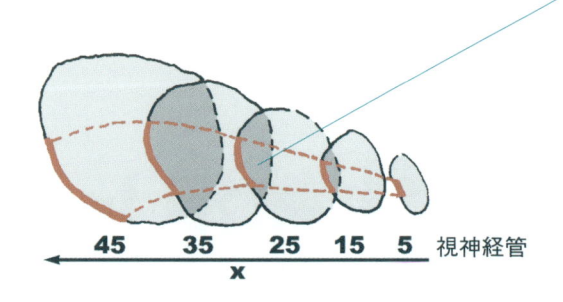

正常な眼窩の形状は、手前は四角に近く次第に縦長の楕円形に近い形状となる。
特に内側壁がぐっと寄ってくる感じになっている。

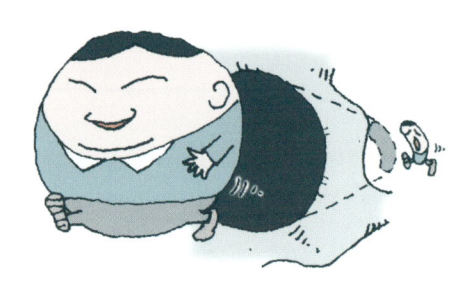

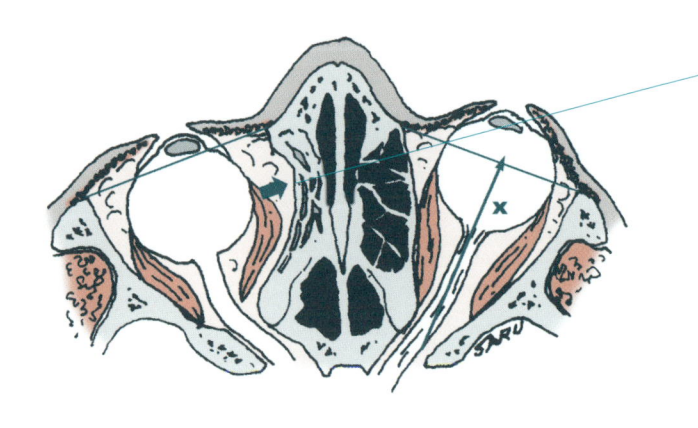

骨折で内側壁が拡大するとこの"寄り"がなくなるので眼球陥凹が生じやすい。眼を押し出すように、この"寄り"をしっかりと再建しよう。

ORBITAL FRACTURE

1 アプローチ

Naso-ethmoidal suture を超えるような場合は経結膜切開ではちょっとつらい。この時は内眼角にW切開をおきアプローチする。
また、最初に経結膜切開で入ったはいいが途中でどうしても整復ができない、となった時は、内眼角靭帯は切らずに、内眼角部のW切開を追加する。(ほんとは、ちゃんと見立てておくべきだが…。2-1診断の項参照)

内壁のみの骨折であれば睫毛下切開より経結膜切開がよい。涙小管がじゃまにならないので、この範囲まで十分展開できる。ただ、骨折の確認まではできても移植骨の挿入はややしにくいことがある。

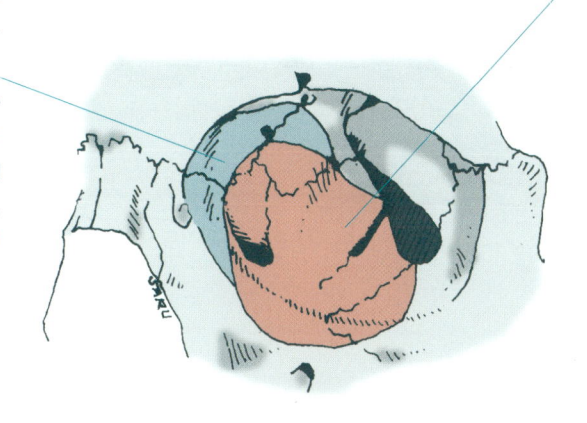

2 経結膜切開

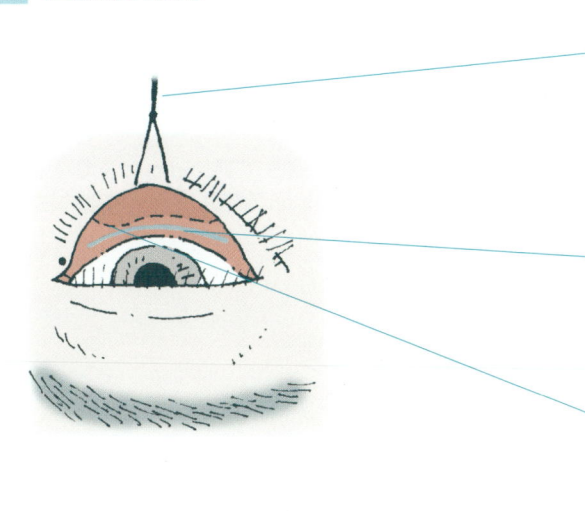

① 6-0ナイロンをかけてこちらへ引き、下眼瞼を翻転する。

② 切開の前に結膜直下に1%Eキシロカイン®を1〜2ml注射してhydrodissectionを行う。切開しやすく出血も少ない。

③ 瞼板よりも1mm離して横切開する。メス刃を押さえるとブヨブヨして切りにくいが、立て気味にしてスッと表面を走らせるとよい。

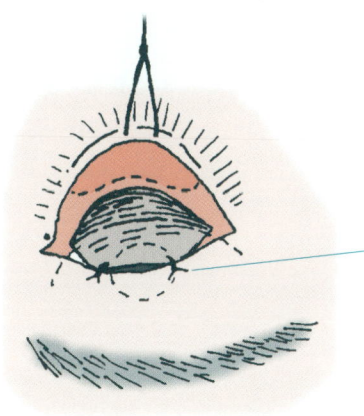

④ 結膜と筋肉の間を4〜5mm剥離したら、結膜を2〜3カ所上眼瞼縁に縫合固定して眼球を保護する。

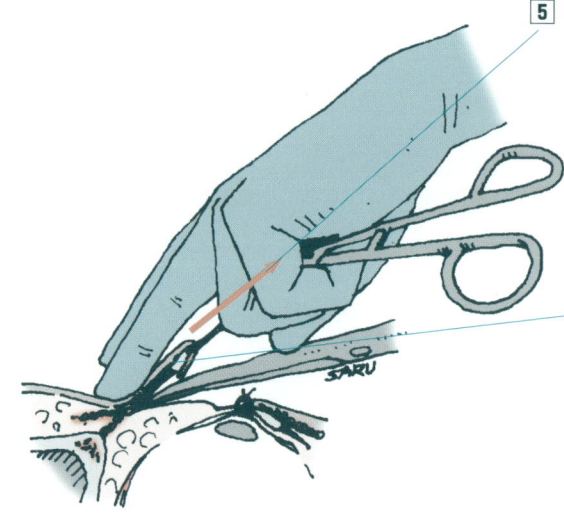

REPOSITION AND FIXATION

5 モスキートでナイロン糸をはさみ、それをつかんで軽く引きながら、眼窩縁に向かって眼輪筋下を剥離していく。

このとき左手の中指で眼窩縁を触れ、そこに向けてハサミを開きながら進めるとよい。ほぼブラインドの操作となるが、レイヤーが正しければ出血はほとんどない。眼窩縁まで来たら骨膜をカットして骨膜下に剥離していく。

3 内眼角部 W 切開

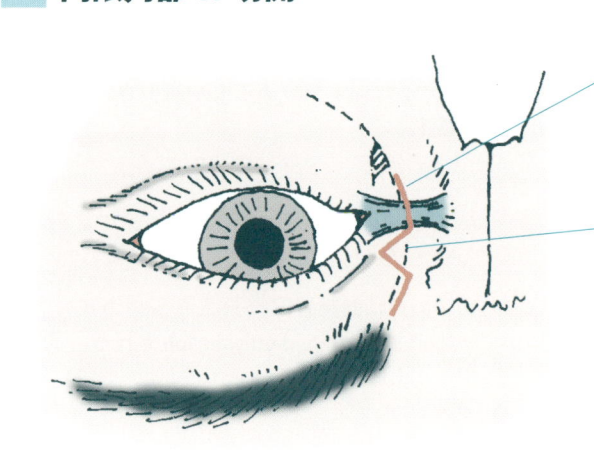

1 内眼角部にW切開をおく。
単純な弧状切開だと後でつれて目立つことがある。

2 眼窩のカーブに沿って約20mmの皮切を置き、靱帯よりも3〜4mm頭側に5mm程度の三角弁を入れる。

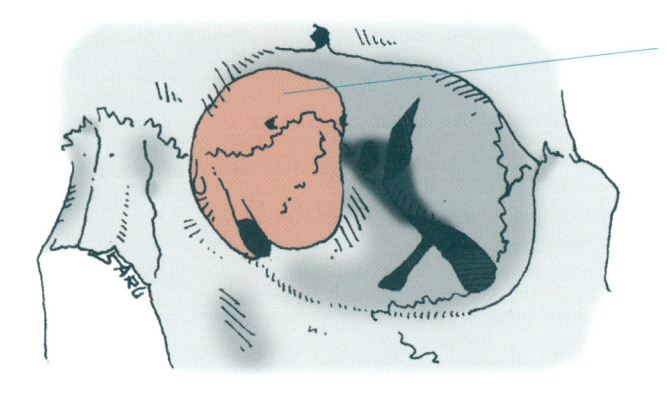

このアプローチだけでここまで展開できる。

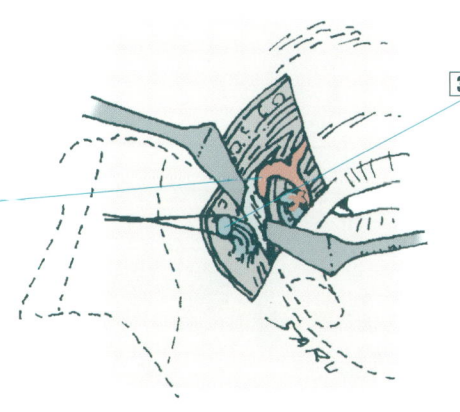

ORBITAL FRACTURE

3 切開したらまず内眼角靱帯を露出し、マーキングの5-0ナイロン糸をかけて靱帯の中央で離断する。

4 内側を走るAngular arteryをよけ、前涙嚢稜に沿って骨膜を切開してラスパで骨膜下に剥離する。涙嚢は涙嚢窩から剥離して持ち上げておく。

4 展 開

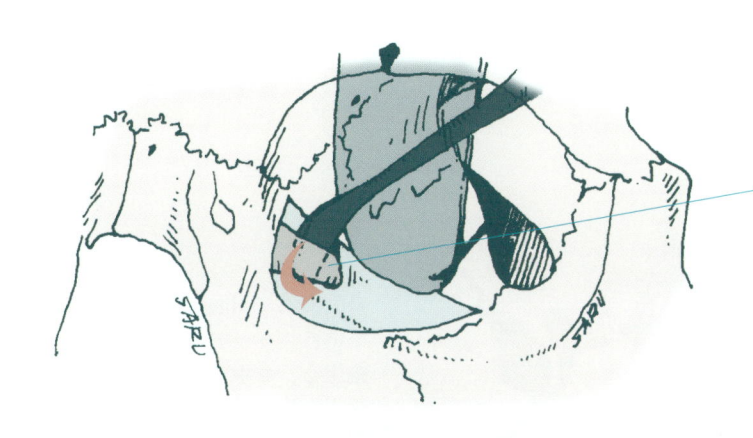

経結膜切開からの展開はこうなる。

1 まず涙嚢は、涙嚢窩の全周から鼻涙管の入口までを骨膜下に剥離して前方によけておく。ここの剥離は弱彎、強彎のエレバを使いわけて行う。耳鼻科でよく用いられる黒須の粘膜剥離子も使いやすい。

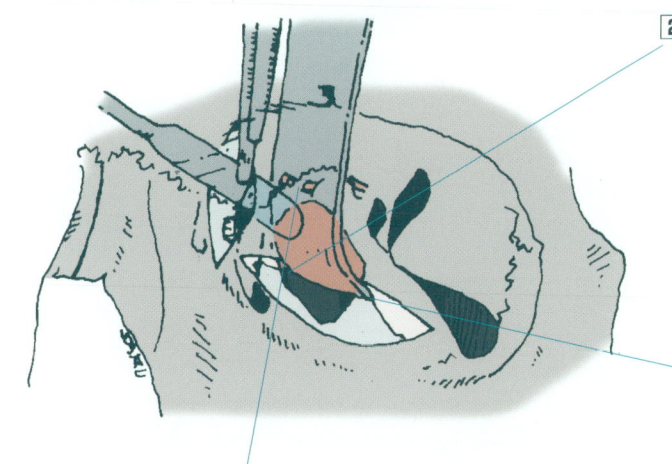

2 このあたりからは左手に吸引管、右手にエレバを持って剥離を進める。術野がどんどん深くなるのでヘッドライトか光源付き吸引管を使用する。骨膜は簡単にツルッと剥げるのであまり力は要らない。篩骨はとても薄いので陥没を拡げないように注意。剥離は欠損部の周囲から攻めていき、まず欠損の全体像をつかむようにする。

3 眼窩縁から約20mmのところで、前頭篩骨縫合に沿って前篩骨動脈が確認できるので、バイポーラーで焼いて切る。この動脈より奥はあと10mmくらい安全に行ける。欠損部に眼窩内容嵌頓があればリリースする。

眼窩内容は助手に7〜10mm幅のマレアブルレトラクターで抑えてもらうが、必ず先端を骨に当てるようにする。支持がないフリーの状態でレトラクターを保持するのは難しいし、気づかないうちに眼球をぐいぐい押していることがある。不慣れな助手の場合には自分でレトラクターを持ち、吸引を助手にさせた方がいい。

REPOSITION AND FIXATION

5 初めのうちは、内壁の剥離は怖い。安全に行うには、まず眼窩縁から視神経管までの距離は通常40〜45mmであることを意識する。

4 内壁は下壁と異なり視神経管までまっすぐな壁でさえぎるものがあまりない。ただ、前頭篩骨縫合に沿ってまず前篩骨動脈が現れ、その後に後篩骨動脈が現れる。ここまで眼窩縁から約35mmとなる。剥離は、ここで終了としよう。10mm先には視神経管だ。

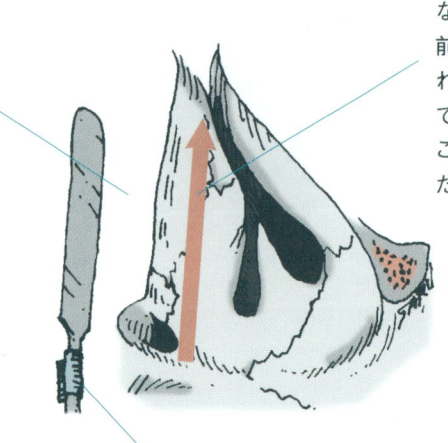

6 慣れるまではエレバの35mm付近にテープでマーキングをつけて、いつも深さを気にするようにしておくといいかもしれない。

W切開を置いた場合の展開はこうなる。前篩骨動脈の確認はしやすい。

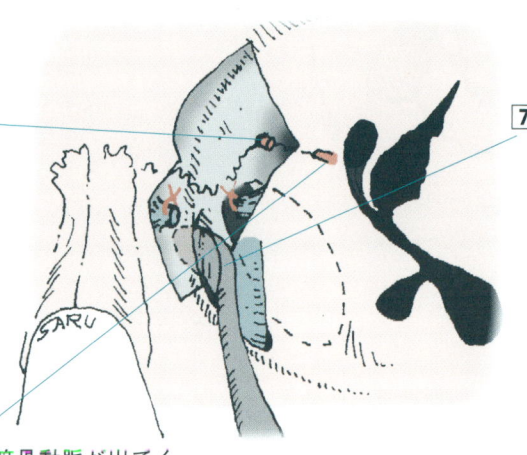

さらに10mm後方では後篩骨動脈が出てくるが、これ以上の剥離は行わない。

7 骨欠損部の周囲から剥離を進めていく。ヘッドライトで視野を確保し、右手にエレバ、左手に吸引を持って行う。眼窩内容は脳ベラで外側に優しく助手に引かせる。

62

ORBITAL FRACTURE

5 骨移植

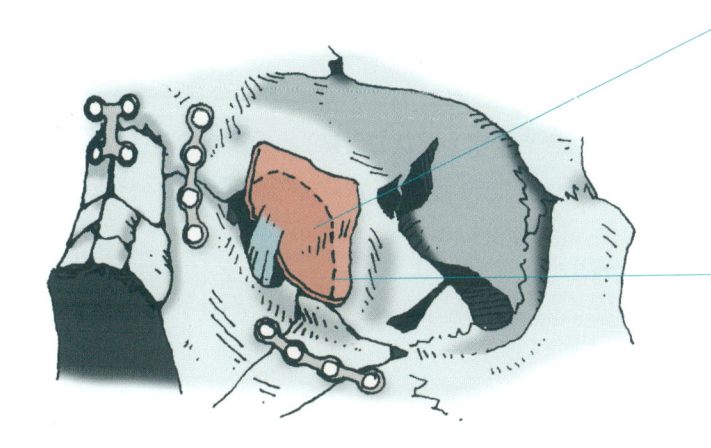

骨折部全周が剥離できたら、欠損部に腸骨内板を移植する。前方に涙嚢があるので、移植骨が前方に飛び出すことはない。下壁にしっかりかかる程度の大きさにして挿入すれば特に固定はいらない。

内壁の形態は単純な平面ではない。前方は少し彎曲して傾斜しているが、後ろにいくにつれて平らで垂直に立ち上がっていく。この形をできるだけ再現する。

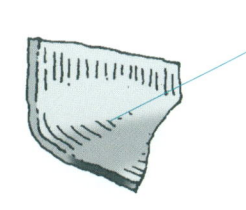

内下壁のここの形、"寄り"を決めるのが大事。目が落ちくぼんでしまわないように！

6 閉 創

経結膜切開部は眼窩縁の骨膜を軽く1〜2針よせ、結膜を6-0吸収糸で連続縫合して閉じる。

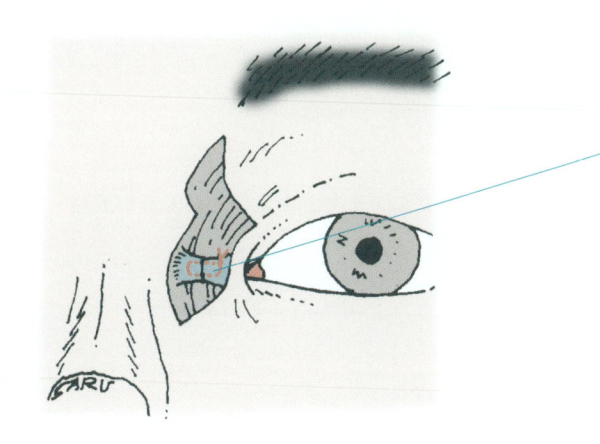

内眼角部切開部では、マーキングしておいた内眼角靱帯の端を4-0ナイロンでマットレス縫合する。皮下・皮膚を縫合閉鎖する。

REPOSITION AND FIXATION

下壁骨折

1 アプローチ

アプローチは睫毛下切開が一般的と思われるが（頬骨骨折の項p.70で詳述）、経結膜切開にlateral canthotomyを追加したアプローチでもよい。

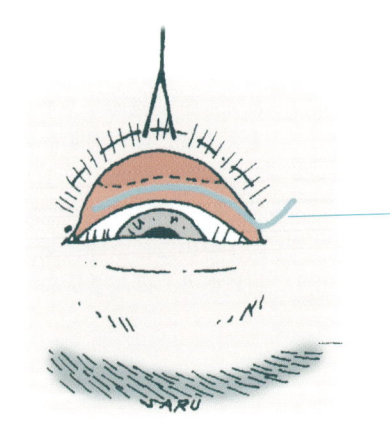

外眼角部より2mm内側の瞼縁から、5mmほど全層切開する。

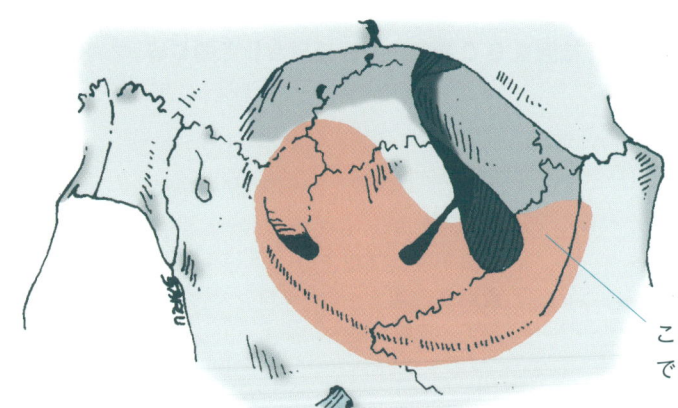

このアプローチでだいたいこれくらい展開できる。

ORBITAL FRACTURE

2 展　開

剥離する前に眼窩底を上から見たイメージを頭に入れておく。

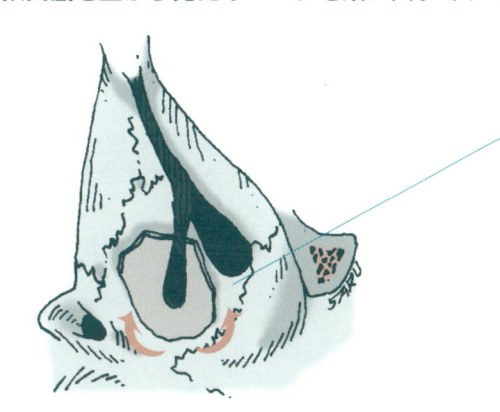

1. 骨欠損部の周囲から剥離を進めていく。外側では剥離が進まなくなったところが下眼窩裂なので、ここでストップ。

   下眼窩裂には顎動静脈の枝の眼窩下動静脈、三叉神経第2枝の枝である眼窩下神経、頬骨神経が通っている（復習！）。

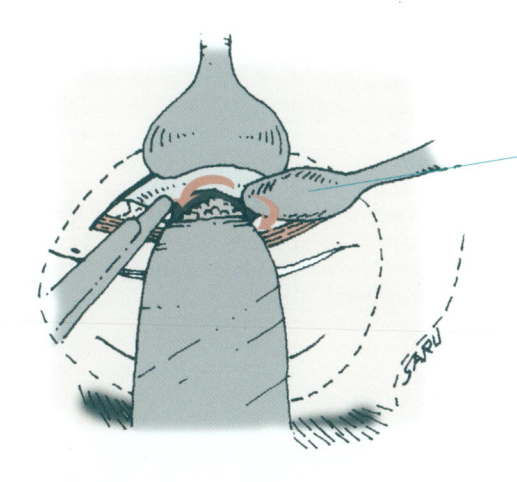

2. 欠損部の後方を除いた下壁全体を剥離しておおよその範囲を直視下に確認する。

REPOSITION AND FIXATION

3 眼窩内容の整復

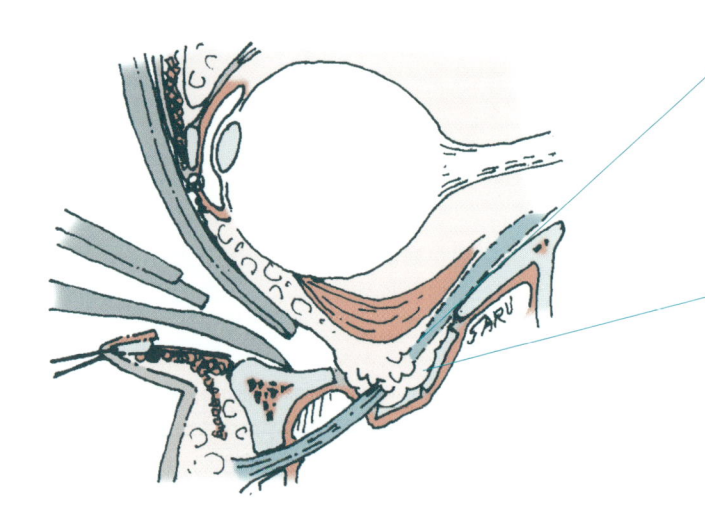

1 嵌頓した眼窩内容は眼窩下神経を含んで、しかも薄い骨と上顎洞粘膜と一緒になっている。これを手前からエレバを用いて少しずつ剥がしていく。

受傷後2週を超えると、ここの瘢痕化が強くなり、神経の同定が難しい。ここは腹を据えて辛抱強く、エレバでこそぐようにして進めてゆく。目と感触が頼りだ。

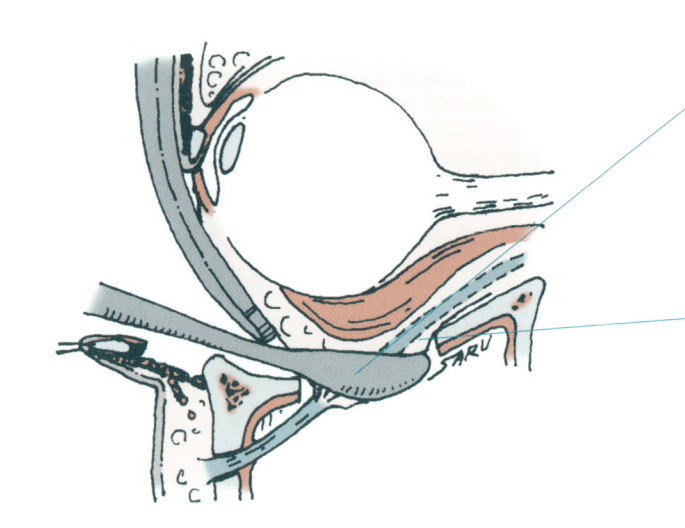

2 いったん粘膜も含めてすべてを一塊に持ち上げて、その後に神経を同定し、粘膜をこそぎ取るようにして分けていった方がやりやすいだろう。

眼窩下神経は後方で眼窩下溝にはまりこみ、periorbitaと一緒になっている。このため途中で剥離子が進まなくなることがある。

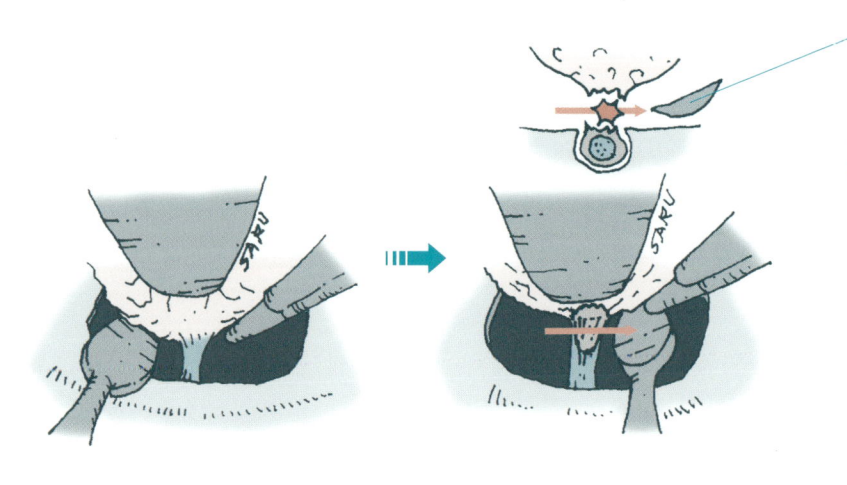

その時は鋭的にラスパやハサミを使用してperiorbitaを切り神経を引き出してくる。下眼窩裂に入るところまで分離すると骨欠損の全体が見わたせるようになる。

④ 眼窩後方の展開

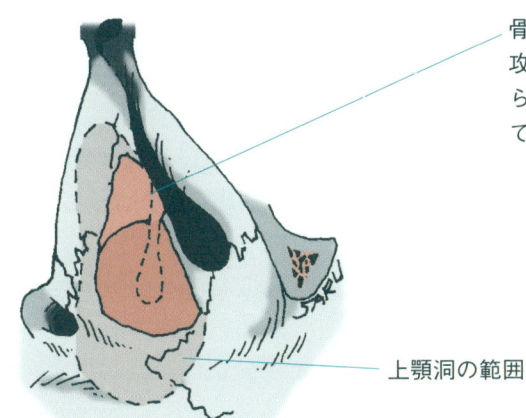

骨欠損がここを超えて、さらに後方にあるときは、前からだけ攻めてゆくのは怖い。しかもだんだんと狭くなって剥離もしづらくなってくる。あとどれくらい剥離しても大丈夫なのか教えてほしい気分だ。

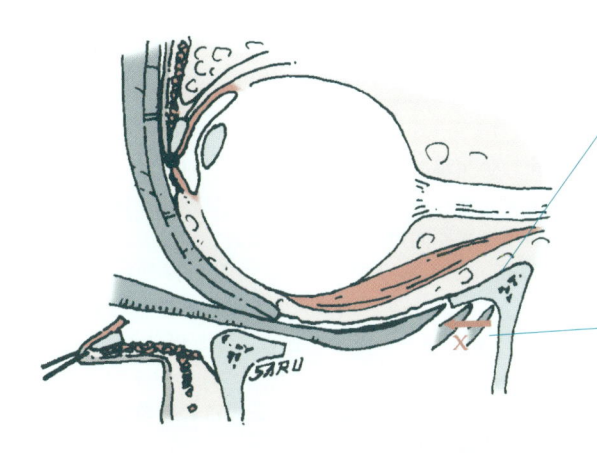

上顎洞の範囲

[1] こういった場合は、まず剥離の後方限界を確かめよう。後方の安全域はズバリ上顎洞の後端までだ。
ここから視神経管までは、あと約10mmある。

[2] 確認はこうする。まずエレバを前方の骨欠損部より入れて上顎洞後壁にあてる。

[3] 次にそこからエレバを、骨に当てたまま、すうっと手前に引いてくるとスコッと抜ける場所がわかる。ここが骨欠損の一番奥になるわけだ。この移動した距離がすなわち、
骨欠損の後縁から安全に剥離できる長さとなる。これでもう "私は迷わないで進んでゆける"。

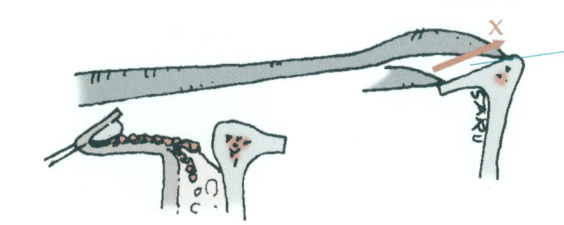

眼窩下縁をブロックで骨切りし、いったんはずして術野を得る方法（marginal orbitotomy）がある。これは眼窩 "縁" 切開を用いた場合は役に立つが、睫毛下切開や経結膜切開ではあまり効果がない。

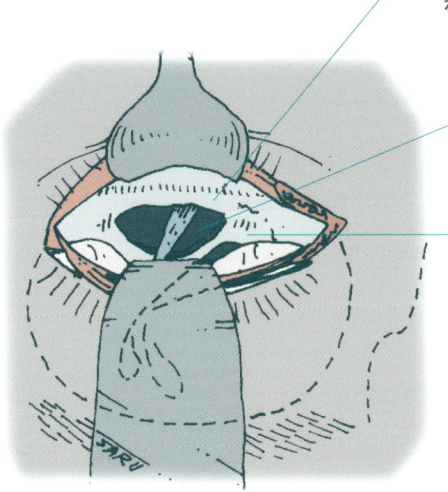

REPOSITION AND FIXATION

4 眼窩内容の整復がきちんとできると欠損の後縁がきれいに見える。

また欠損部からは上顎洞後壁の粘膜が見える。ヘッドライトの光を入れて見てみよう。上顎洞後端が目で確認できる。

よく剥離された眼窩下神経。こんな感じの術野が得られれば、もうゴールは近い。

5 骨移植

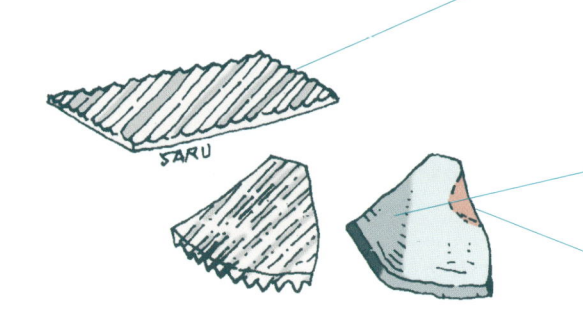

腸骨から骨欠損部に骨移植を行うが、細工する前にトライアルを作った方がよい。骨では軟部組織に引っかかりやすく面倒だ。これにはメッシュダーマトームのダーマキャリア®のナイロン板が使いやすい。ほどよい厚みで、ベンディングの感じも腸骨に似ている。薄いプラスチック板やアルミ板でもよい。

移植骨が内壁へかかる場合には必ずここの彎曲を骨ベンダーで再現する。

後方でperiorbitaと眼窩下神経の分離が難しく、骨が干渉するようなら、ここを少し削る。

ORBITAL FRACTURE

● 周辺に移植骨の"乗せしろ"がしっかりある場合

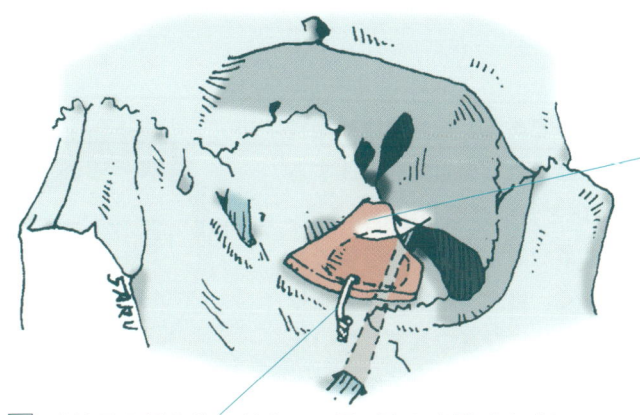

2 移植骨が眼窩の彎曲とよくフィットしているかチェックする。後方の跳ね上りには注意する。

1 移植骨を挿入後、前方への飛び出しを防ぐために眼窩下縁と移植骨をワイヤーで軽く固定する。

● 周辺に"乗せしろ"があまりない場合

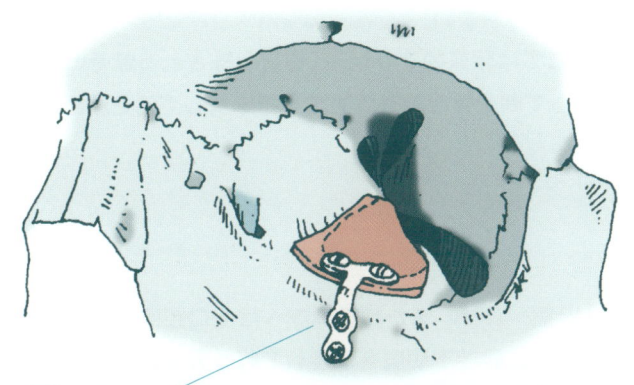

このプレートのベンディング角度で眼窩底の高さが決まってしまう。ちょっとした変化が後端では何倍にもなるのでつらい。

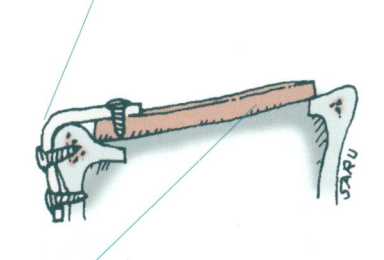

1 移植骨をL字型にしたマイクロプレートで眼窩下縁に止める。が、これがけっこう難しい。

2 後方が低く眼球陥凹となっていないか、また跳ね上げすぎて上転制限を来たしていないことを確認しながらプレートのベンディング角度を決める。ここは最後の辛抱どころだ。

6 閉 創

眼窩縁の骨膜を軽く1〜2針寄せ、創を閉じる。結膜は6-0吸収糸で連続縫合する。

内壁下壁合併骨折

　　内壁骨折と下壁骨折の組み合わせで対応するが、手順としては始めに下壁の再建を行ったあとに内壁を再建する。アプローチは、経結膜切開とlateral canthotomyを組み合わせるのがよいだろう。また内壁の破壊が広範で内眼角靱帯の高さを超えて頭側に広がっている場合には、内壁骨折の項で述べたように、W切開を追加する。

REPOSITION AND FIXATION

6-2 頬骨骨折

- 手術適応は、1. 知覚障害、2. 複視、3. 変形 の3つである。知覚障害や複視といった機能障害があれば手術適応は迷わない。まずはこれらの障害を解決するべきであろうし、手術による創痕もその代償としてさほど気にはならないだろう。しかし、機能障害がなく軽度の変形だけの場合は、単なる整容目的の手術であることを自覚する。このため切開を加える場所は少なく、目立つ瘢痕を作ったりしないような配慮が特に必要となる。下眼瞼縁切開が術後にひきつれて、軽い兎眼にでもなったら、一般の人の感覚では手術治療の得失がかえってマイナスとなる。頬骨骨折では治療目的に応じた意識の切り替えが必要である。
- 頬骨骨折を疑ったら、かならず眼球運動障害、眼窩下神経麻痺の程度を記録しておく。眼窩下神経の麻痺による歯根膜知覚の低下から、偽咬合不全が見られるが、上顎骨骨折の有無を確認しておく。
- いわゆるTripod（三脚）骨折であれば、まず一脚である前頭頬骨縫合部を仮固定し、ついでアライメントがわかりやすい方の一脚、眼窩縁部か上顎部を止める。最後に三脚の頂点の位置がいいところに収まるように最後の一脚の位置を決めるというステップが、わかりやすい。
- 頬骨骨折はいろいろなパターンで骨折、転位する。ここでは代表的なtripod骨折と称される頬骨のen-block骨折に関して、頬骨前頭突起部、眼窩下縁、そして頬骨体部の三点固定を基本として話を進める。

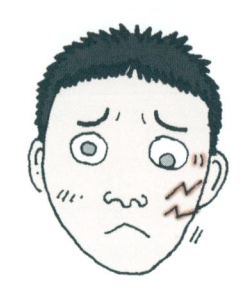

1 眼窩へのアプローチ

眼窩下縁には睫毛下切開あるいは経結膜切開（p.59参照）より、また頬骨体部へは上口腔前庭切開からアプローチする。頬骨前頭突起部には、骨折の高さによって、睫毛下切開を延長して行う方法と眉毛部切開を追加する方法とを使い分ける。

■睫毛下切開

1. まず頭側に立って外側を7mmほど15番メスで切る。ここが外眼角に近すぎると術後に縦方向の水かき拘縮を形成するので注意する。

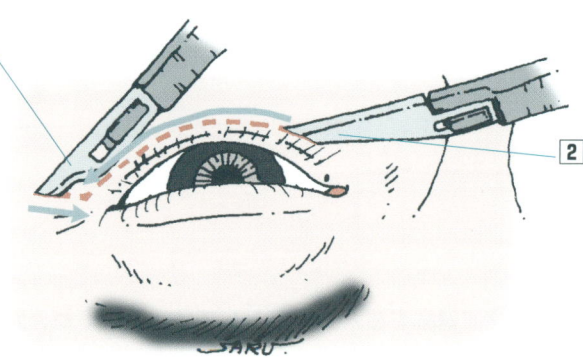

2. 次に11番メスで瞼縁より1〜2mmのところを切る。刃を上方に向けて皮下に刺入し、術者の右からから左に向かって皮膚を軽く持ち上げるようにしてスッと押していくと切りやすい。

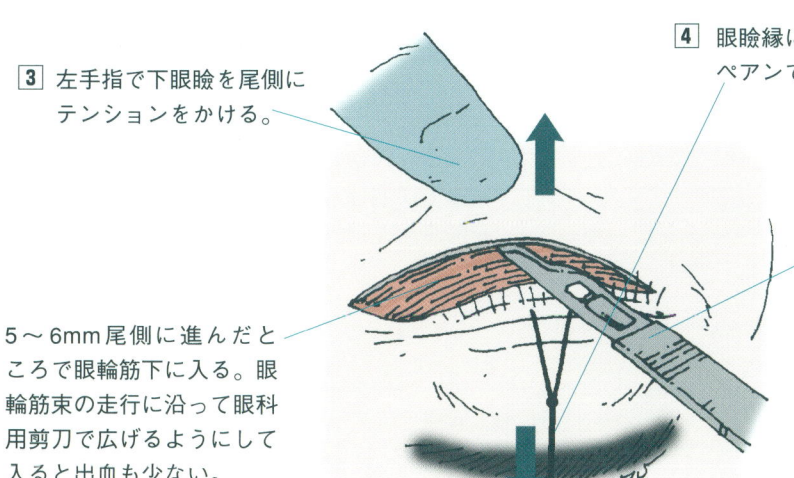

MALAR BONE FRACTURE

3 左手指で下眼瞼を尾側にテンションをかける。

4 眼瞼縁に6-0ナイロンをかけてモスキートペアンで軽く牽引する。

5 15番メスを寝かせて眼輪筋上を鋭的に皮下剥離してゆく。

6 5〜6mm尾側に進んだところで眼輪筋下に入る。眼輪筋束の走行に沿って眼科用剪刀で広げるようにして入ると出血も少ない。

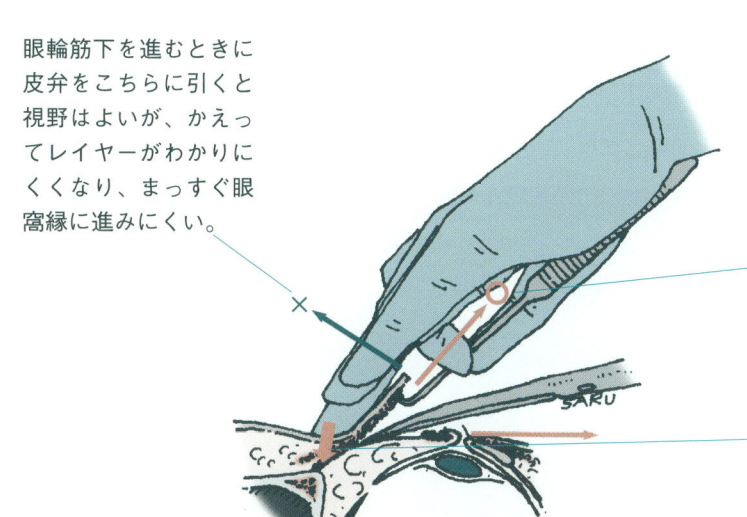

眼輪筋下を進むときに皮弁をこちらに引くと視野はよいが、かえってレイヤーがわかりにくくなり、まっすぐ眼窩縁に進みにくい。

7 レイヤーを一定にするため、スキンフックをかけて自分で持ってこちらに引っぱる。テンションを皮膚と眼瞼縁に均等にかけ、ハサミを開きながら眼窩縁に向かう。

8 このとき、左手薬指で眼窩縁を触れ、ハサミの先端をそこに向けて剥離を進めるとよい。眼窩縁に到達したら2〜3mm尾側の骨膜をカットして骨膜下を剥離する。

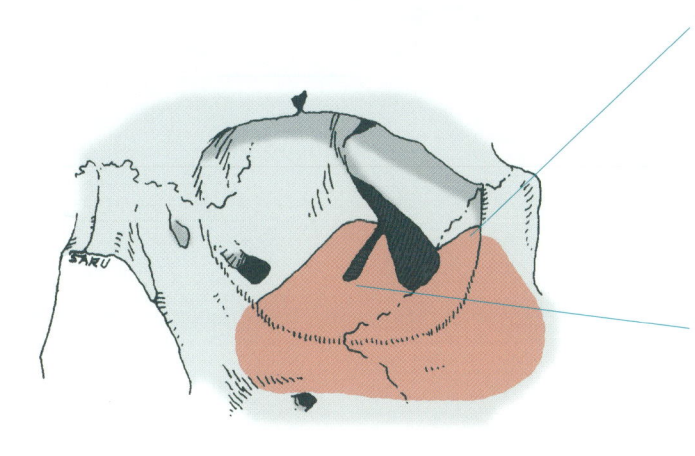

睫毛下切開ではこの範囲の展開が可能である。

剥離の際は下眼窩裂から眼窩下溝を走る眼窩下神経の走行に気をつける。

REPOSITION AND FIXATION

2 骨折部の剥離

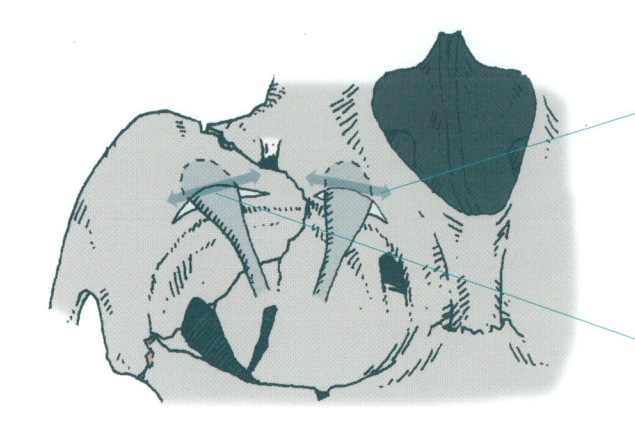

[1] いきなり骨折部の剥離に行かず、まず眼窩縁より2mm程度尾側で、骨折線をまたいだ両側の健常部骨膜をラスパでカットする。

[2] 骨膜下に入ったらラスパを横に振りながら骨折線ににじり寄っていく。

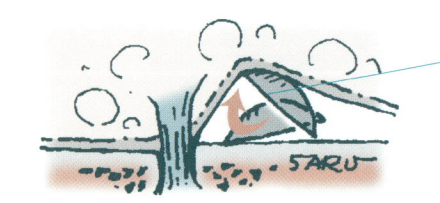

神経の近くではラスパを横に滑らすのではなく、捻りながら骨膜を起こすように剥がしていくと神経の損傷の危険がない。

[3] 上顎の剥離は口腔内から骨折線に沿ってまず眼窩下神経を確認する。

[4] ついで頬骨下稜である zygomatic-maxillary buttress を展開しておく。

瘢痕が強く入り込みラスパが抜けにくい部分は、メスで鋭的に切った後にグニッと捻り出す。

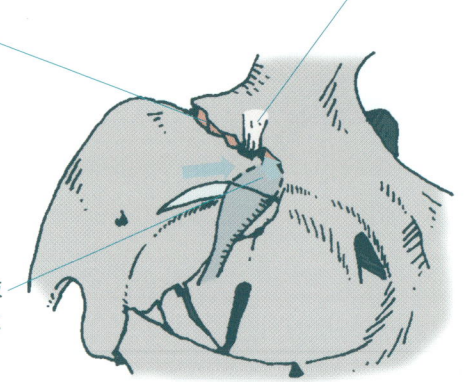

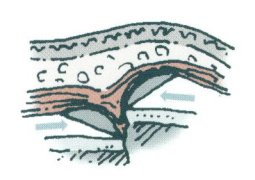

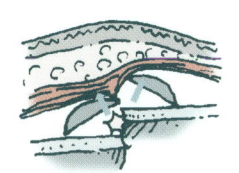

MALAR BONE FRACTURE

5 骨折部に近づいたらラスパを押し当てながら、グイッとひねって骨膜を切る（というより食い込んだ骨膜をビシッとはずす感じ）。反対側も同様に行って骨折部を露出する。

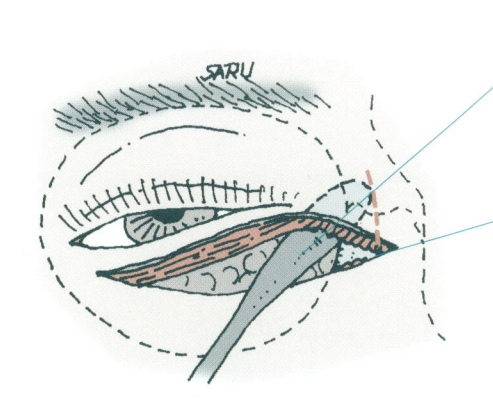

6 前頭突起部へは、まず睫毛下切開からアプローチする。眼窩下壁から外側壁に沿ってラスパでグイッとねじり上げるように剥離していく。

7 外側壁の骨折線を追いかけていき前方に抜けるところまで達したら、眼窩縁にあたる部分の骨膜をメスでカットする。皮膚の裏側から切る感じだが、これで一気に減張しされるはずだ。

緊張が強ければ4〜5mm皮膚切開を延ばすが、どうしても展開が難しいようであれば眉毛部切開に切り替える。

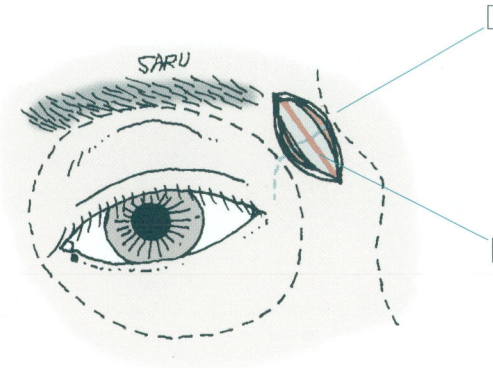

8 骨折部の上で、眉毛の内側を切った方が傷が目立たない。皮下がルーズなため、10mmほど切れば十分。

9 骨膜をこのように縦にカットして、骨折部を露出させる。

REPOSITION AND FIXATION

3 上顎へのアプローチ

術者は患者の右下に移動する。

■ 口腔前庭切開

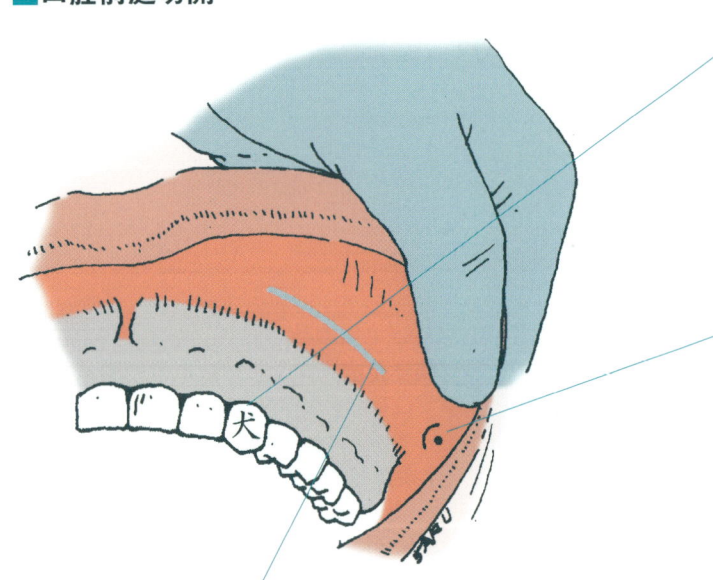

1 通常は犬歯から第2小臼歯までの切開でよい。縫いしろは3〜4mm程度取っておく。

耳下腺開口部に注意する。

2 切開側の口角に左母指を挿入し、他の指で頬部の外から切開部を押し上げるようにしてテンションをかけ、メスですっと粘膜を切る。アングルワイダーを使うのもよい。次にハサミもしくは電気メスで上顎に垂直に入る。ラスパで骨膜をカットして上顎の剥離を行う。こちら側からも下眼窩神経を確認する。

3 最終的にこの範囲の剥離を行うが、できるだけ表情筋の起始部を温存するよう最小限にする。

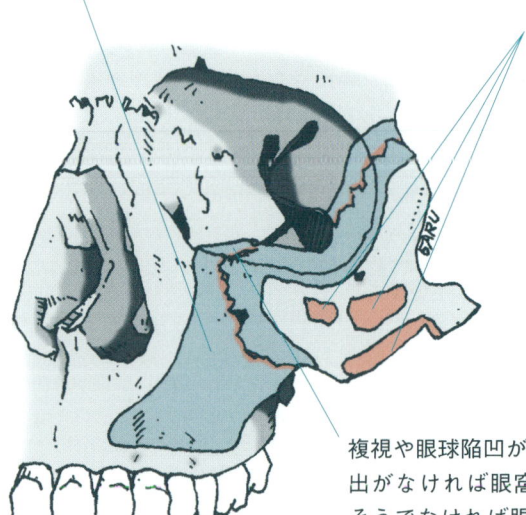

小頬骨筋、大頬骨筋、そして咬筋の起始部。頬部のdroopingを防ぐため、ここの骨膜はできるだけ剥がさない。

複視や眼球陥凹がなく、CTでも眼窩内容の脱出がなければ眼窩底の剥離は最小限でよい。そうでなければ眼窩下壁骨折に準じた展開を行う。

MALAR BONE FRACTURE

4 整復

骨片の動きが悪い場合には無理をせず、ノミかラスパを骨折線に入れて線維性の癒合を解除する。ノミなら4mm幅のものを神経に注意して用いる。ラスパは安全に使えるが、無理に打ち込むと骨がさらに粉砕するので気をつける。

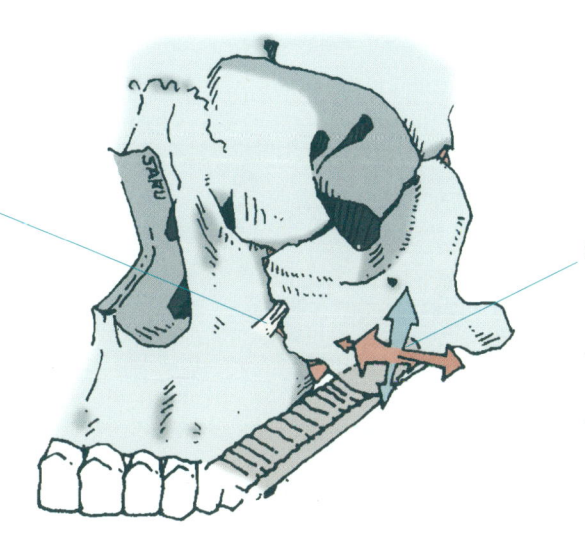

整復は力まかせにバキッといかずatraumaticにニジニジとゆく。線維性の癒合が少し残る感じでよい。少しだけ過矯正気味にしたのち、位置決めを行う。

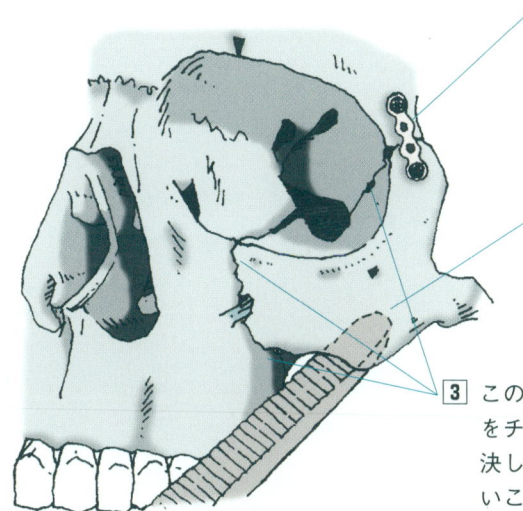

1. まずここから、アライメントを合わせマイクロプレートで仮固定して支点とする。プレートが簡単で早いがワイヤーでもよい。下方に大きく転位している場合は、ここに線維性組織が介在しているので、これを掻爬して十分頭側に引き上げて固定する。

2. 次に頬骨の最も突出した部位であるprominenceの、顔面の中での幅・高さ・前後の3方向を合わせるように再受動する。また頬骨弓の陥没があればこれも挙上しておく。

3. この時点で3カ所すべてのアライメントをチェックする。
決して1カ所のアライメントを信用しないこと。顔面骨骨折（除く下顎骨）では、四肢骨のようにポキッと折れず、南極の氷のようにグチャッと折れることが多い。

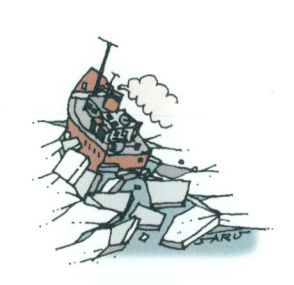

このため折れた場所が1カ所に見えたとしても、その周辺がある幅をもって折れていることが多い。仮にこう折れている場合は

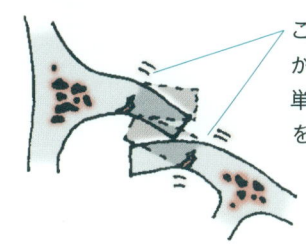

このあたりの骨折がわかりにくく、単にアライメントを合わせると

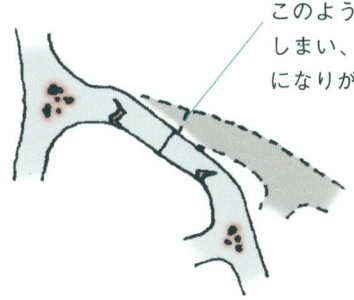

このようなことになってしまい、undercorrectionになりがちだ。

REPOSITION AND FIXATION

●**起こりやすい変位**

①引き上げが足りず、尾側に落ちる。

②寄せが足りず、外側に広がる。

③挙上が足りず、後方に落ち込む。

①〜③の結果、頬部は下垂して後方に落ち込み、さらに横に広がった感じになる。また咬筋がたるんでcheek saggingとなり、さらにのっぺりとした顔になってしまう。

また眼窩も拡大するので眼球陥凹や外眼角の下降も来す。

①〜③の３点に気をつけて、もういちどアライメントを確認してみよう。

MALAR BONE FRACTURE

5 固定

1 納得のいく整復ができたら眼窩下縁をマイクロプレートで固定する。ミニプレートだと皮下に触れることがある。強度的にはマイクロプレートで問題ない。

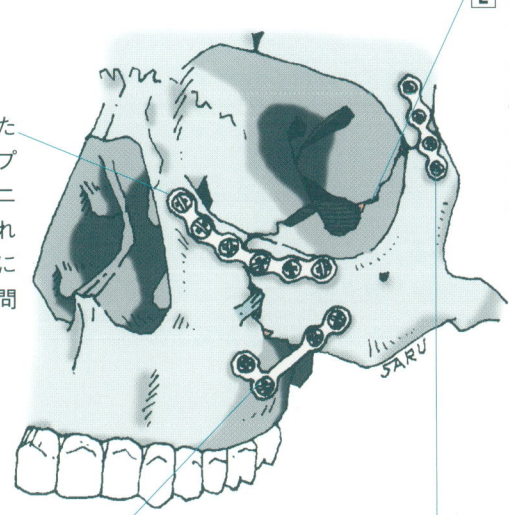

2 この時点でいったん、ここのアライメントを確認する。ここは比較的粉砕されることが少なく、またこの1カ所で3次元的なアライメントを確認できる特徴がある。ピタッと合って段差がなければ、OKだ。ズレやすき間がある時は、もういちど固定しなおしてみる。

3 頬骨下稜をミニプレートで固定する。犬歯の歯根をスクリューで損傷しないように気をつける。この固定で頬骨の前後の位置が決まるので、同時に左右の幅が対称か、確認する。軟部組織の腫脹があるのでややわかりづらいが、納得するまで行う。

4 最後に頬骨前頭突起部のマイクロプレートを固定する。

固定を行ったのち、再度眼窩下壁をチェックする。特に内方にimpactionされた骨折では、整復後に骨片が抜け落ちて欠損となっていることがある。整復後に下壁の欠損が生じて眼球陥没の恐れがあれば眼窩骨折に準じて再建する。また、眼窩下神経の絞扼がないことも見ておこう。

6 閉創

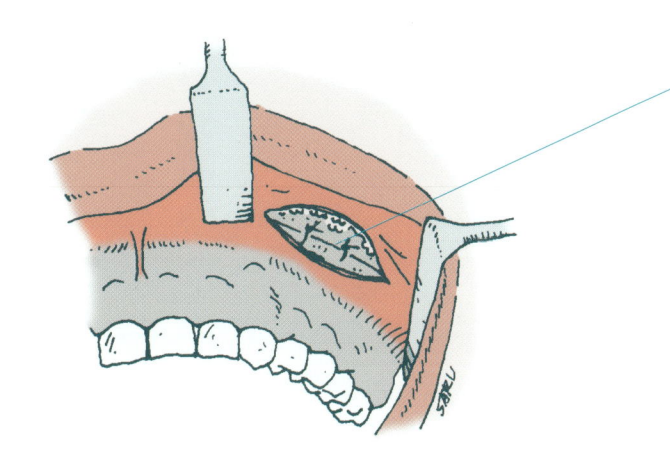

粘膜下の組織とともに骨膜を数針縫合する。

眼窩下縁部の骨膜も可能なら縫合するが、無理に寄せると下眼瞼の外反を招くこともあるので、ゆるめでよい。

REPOSITION AND FIXATION

6-3 頬骨弓骨折

局所麻酔で可能である。皮切部と頬骨弓の下に麻酔を注射する。

1 アプローチ

側頭部の切開からが最も早くて楽である。いわゆる Gillies のアプローチだが、有毛部に約 1.5cm の切開を置く。毛根のすぐ下の層に浅側頭動脈が見えることがあるので、これはどちらかによける。電気メスで焼いてもよいが、意外に止まらず止血操作で手間取ることがあるので、よけた方がベター。

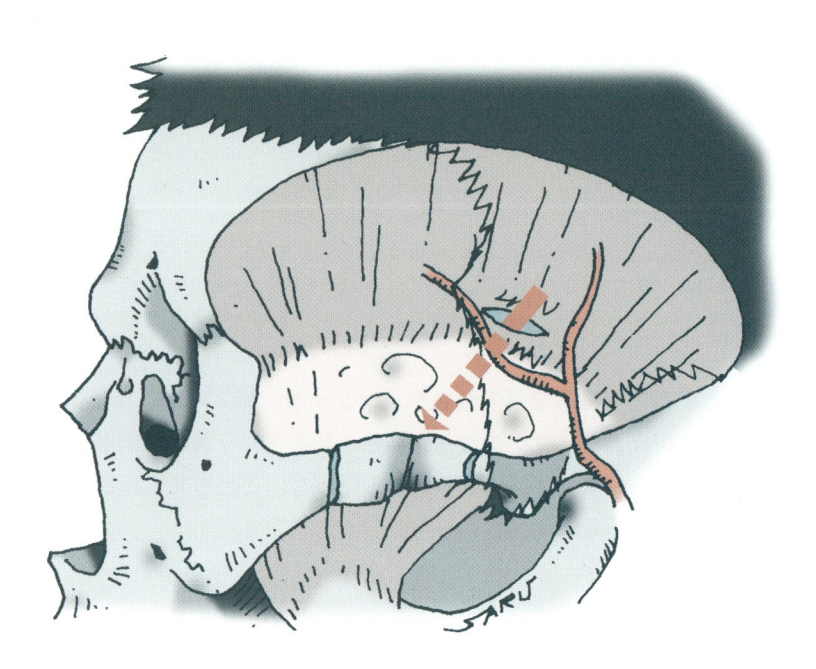

2 側頭筋の確認

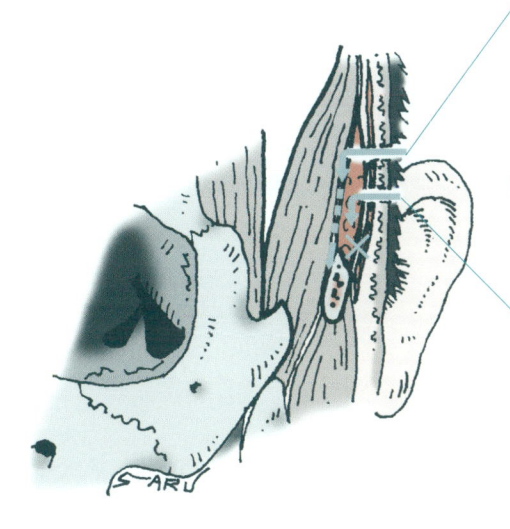

1. まず浅側頭筋膜が見えるので、これをカットする。皮切の位置が低いと deep tempral fat pad があるので、1枚切って側頭筋が見えない場合は、そこにある脂肪組織をまっすぐに分け、さらに奥の深側頭筋膜を切る。

2. 筋体を確認したら、U字鈎をそっと入れて筋膜下を滑らせ、頬骨弓の下に挿入する。深側頭筋膜は頬骨弓の裏に付いているので、素直に入れるとかならず頬骨弓の裏に入る。

膜の確認をせず、やみくもに入れると、ここに入ってしまうことがある。これでは仕事にならない。

3 整復

骨折部に手を当てて、ぐいっと持ち上げると、ぐずっ、とか、ぱきっ、という音(感触) とともに整復される。左右で同じくらいの張り出しであれば、良好である。Over correction は、かなり目立つ変形となるので、気をつける。2mm アンダーと 2mm オーバーなら、アンダーの方が喜ばれる（とはいっても、ぴったり合わせるようにしましょう）。

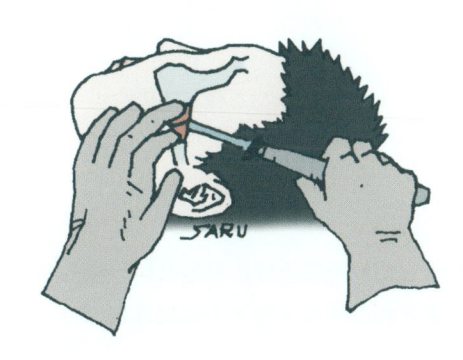

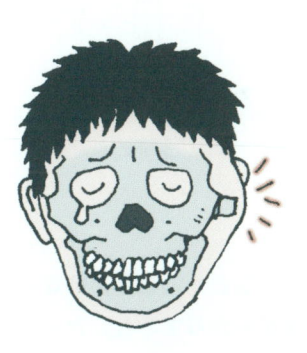

4 閉創

皮切部をステープラーで閉創する。
固定は不要である。強い圧迫や衝撃を1週間ほど避ければ癒合が完了する。

REPOSITION AND FIXATION

6-4 鼻骨骨折

- 成人であれば局所麻酔下で可能であるが、せいぜい5日目あたりまでの新鮮例に限る。それ以上経過したものや、学童などでは、全身麻酔下で行った方がよい。
- 下眼窩神経ブロック、鼻根部への浸潤麻酔を行う。2%ボスミン加リドカインを浸したコメガーゼを鼻内に挿入し、そのまま10分ほど待つ。

1 整 復

- ウォルシャム鉗子で篩骨垂直板の鼻骨寄りを挟み、そのままゆっくりと持ち上げていく。どのように鼻骨が折れて落ち込んでいるのかをイメージしながら、整復する。

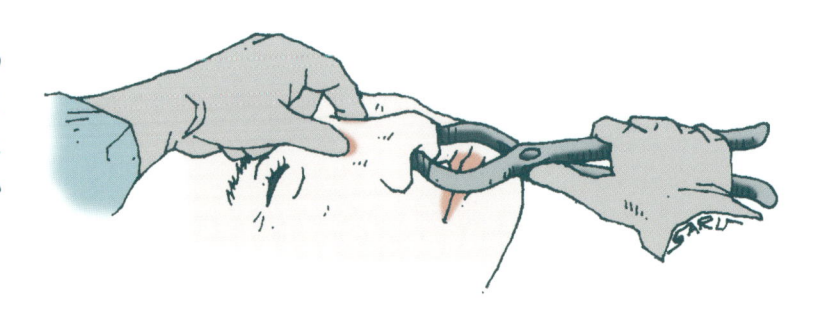

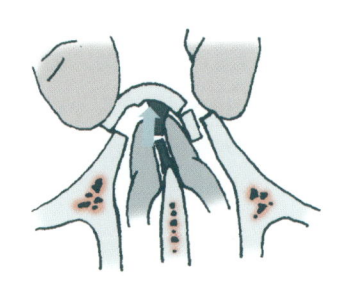

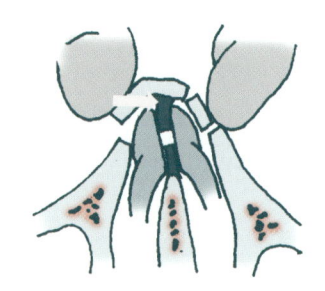

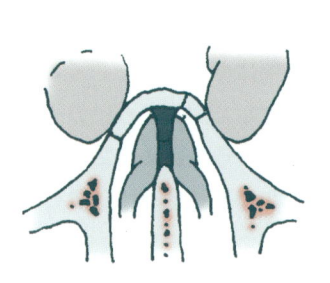

右手で持った鉗子でいったん軽く持ち上げて、左手の母指と示指を使って横にずらしながら、乗せ直す感じがよい。うまく動かない場合は、左右の鼻骨をそれぞれ直接はさんで、小さな動きで少しだけ"ハズして"みて、再度乗せ直しをトライしてみる。

- 整復は、元にもどすことが目的なので、あまり大きく捻ったり持ち上げたりしない。極端なオーバーコレクションを試みたりすると、かえって粘膜を裂いて粉砕された鼻骨を固定する組織が減り、うまく固定しにくくなる。とにかくできるだけ優しくすること。

- 普通の力でどうしても整復できない場合は、経皮的に2mmのノミを入れて、骨癒合しかかっているところを離断する。皮膚から触れる段差をガイドにするか、骨が厚くなり食い込みやすいこのあたり（次頁左上図中の*）をめがけて、できるだけ鼻粘膜を貫通しないように浅めにノミを入れていく。瘢痕はほとんど目立たない。

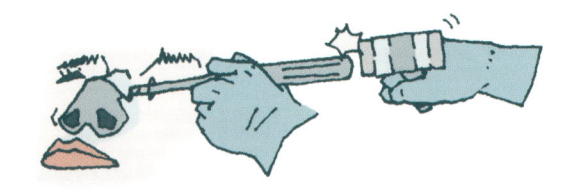

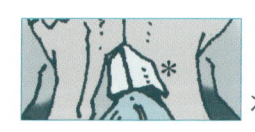

次頁左上図の部分図（同縮尺）

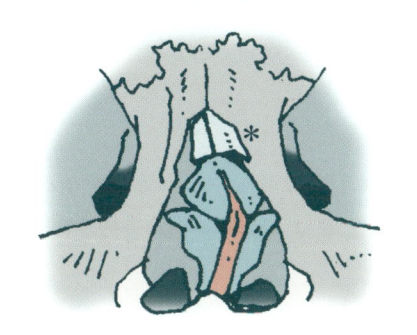

- 整復しても"ぐにっ"と戻ってしまう場合は、鼻中隔軟骨の骨折（これは、薄いプラスチック板がペキッと割れてずれている感じ）が治っていない可能性がある。小指を入れてみて鼻中隔の彎曲や段差を確認してみる。鼻中隔をそっとはさんで持ち上げながら左右に軽く捻るようにして、鼻中隔軟骨を"柔らかくして"みる。これで軟骨の折れ癖を馴染ませてやる。

2 固定

- 整復位が安定していれば、内固定は不要であるが、不安定な場合はパッキングを行う。軟膏コメガーゼ（1×5cm大で折ったもの）を鼻鏡を使って、ていねいに骨折部の下に挿入する。ここにサポートが入ればよいので、1～2枚もあれば十分である。多すぎるパッキングガーゼは、かえって鼻梁が拡大してしまう。

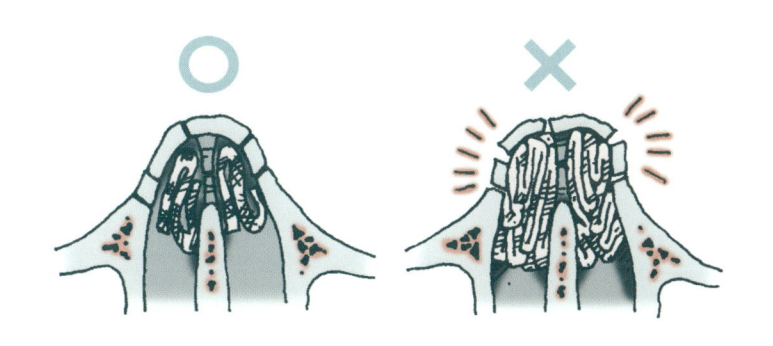

ただ、篩骨垂直板がひどく粉砕されている場合は、ある程度圧を与えて支えないと位置が保持できないので、鼻中隔の周辺にもパッキングを追加して入れるが、くれぐれも鼻骨が広がってしまわないように、量の加減に気をつける。

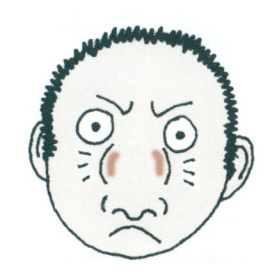

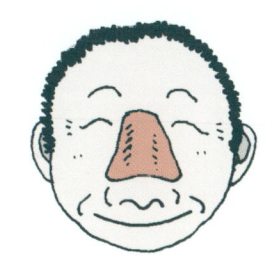

- 外固定は、1～1.5mm厚のサーモスプリントが安価で便利である（リハビリ部門がたいてい持っている）。鼻骨を固定するだけなので、このくらいのサイズに切って当てる。額や頬まで大きく作って当てる必要はない。かえって額や頬の動きを拾って、固定したいところが動いてしまう。

REPOSITION AND FIXATION

6-5 鼻篩骨骨折

　この骨折は本当に難しい。正確に整復しないと眼球陥没、眼角解離、鞍鼻・短鼻変形、鼻涙管閉塞など、あとから修復しにくい問題が生じるし、アプローチもなかなか制限があって、やりづらい。ここでのポイントは２つ。"ていねい"と"根気"だ。必ず結果は出るのでガンバロウ。

☀ 鼻篩骨骨折の傾向と対策 ☀

　鼻篩骨骨折は、とにかく最初のオペがワンチャンスであることを肝に銘ずる。この段階での土台の再建が悪いと、軟部組織がその形に落ち着いてしまう。特に低く左右に広がってしまった内眼角から鼻根部の変形は、あとから修正することはほぼ不可能である。骨の形はなんとかできるが、軟部組織の自然な形を得るのは困難である。

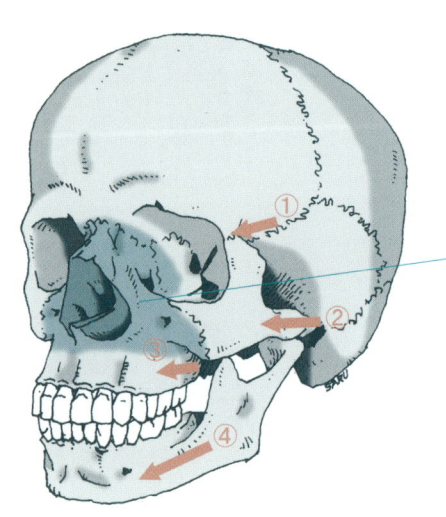

①前頭骨、②頬骨弓、③pterygo-maxillar buttress④下顎骨体部といった前後方向の梁、つまりsagittal buttressが顔面中央部にはない。

そのため正面からの外力で容易に後方に落ちこんでしまう。この支えのない中央部をどうやって持ち上げて固定するかが、この治療のキーだ。

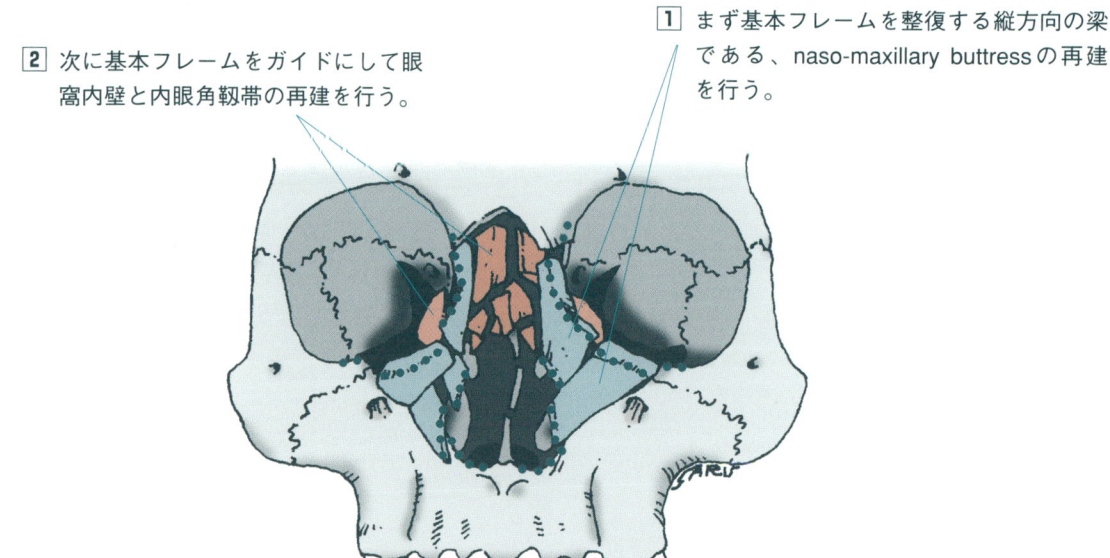

② 次に基本フレームをガイドにして眼窩内壁と内眼角靱帯の再建を行う。

① まず基本フレームを整復する縦方向の梁である、naso-maxillary buttressの再建を行う。

NASO-ETHMOIDAL FRACTURE

1 アプローチ

上口腔前庭切開（p.74）、経結膜切開（p.59）、冠状切開の3カ所からアプローチする。

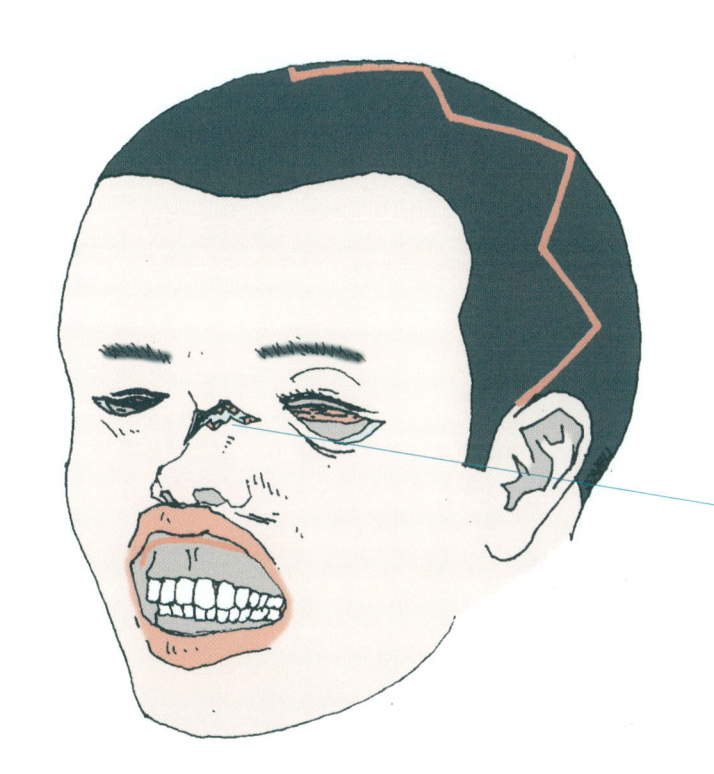

鼻根部へは近辺に挫創があればそこを利用する。ない場合にはジグザグの冠状切開を置く。状況によっては、鼻根部を水平に渡る切開でアプローチしてもよい。

■冠状切開

1. 頭髪は手洗い用のイソジン液、ヒビテン液を用いシャンプーの要領で行い、手術用手袋の指の部分を切って作った輪ゴムでまとめておく。デザインはジグザグを基本とする。つむじの位置に注意し、これより前方か後方に皮切が来るようにする。

2. 20〜40万倍ボスミンを注射する。hydrodissectionしておくと初めはレイヤーを理解しやすい。

3. 皮切はできるだけ毛流と平行に置く。これはかなり効果がある。

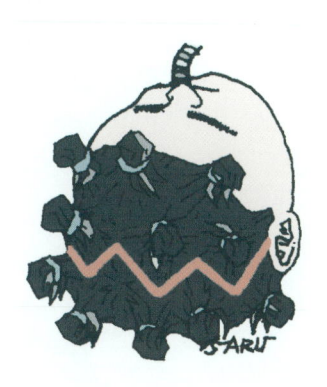

REPOSITION AND FIXATION

4. 帽状腱膜の層にある大きな出血点は皮切の段階で止血しておく。レイニークリップでも止まるが、閉創の時に再出血しやすく、これがそこそこの出血量となるので、この段階で止血しておいた方がよい。レイニークリップは必ず帽状腱膜を含めてかける。皮膚は一気に切らず、10cm前後ずつ切って止血をちゃんとしてから次に移る。助手のアシスト（皮膚を押さえるなど）が重要。

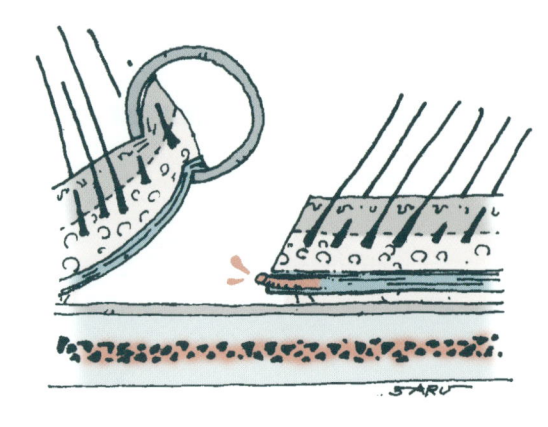

5. 剥離は帽状腱膜下でメスかラスパで行う。

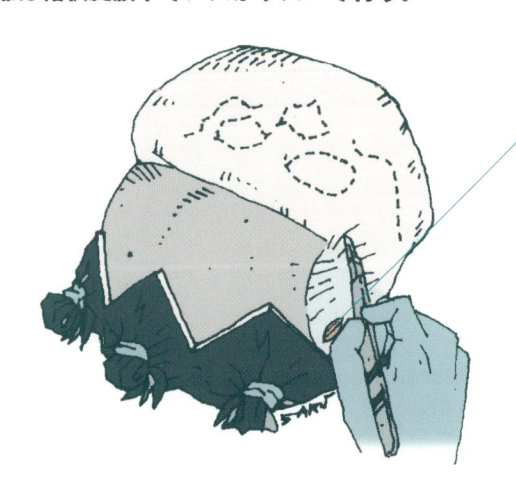

側頭部では、まずdeep temporal fasciaを確認する。わかりにくいときは、ちょっと切ってみて筋体を確認するとすぐわかる。ここの剥離はメスの方がよい。

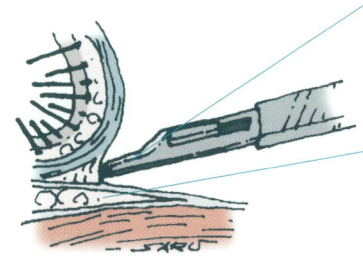

刃を斜め上に向けて頭皮を左手で持ち上げながら、fasciaをこそぐようにするとレイヤーがわかりやすい。

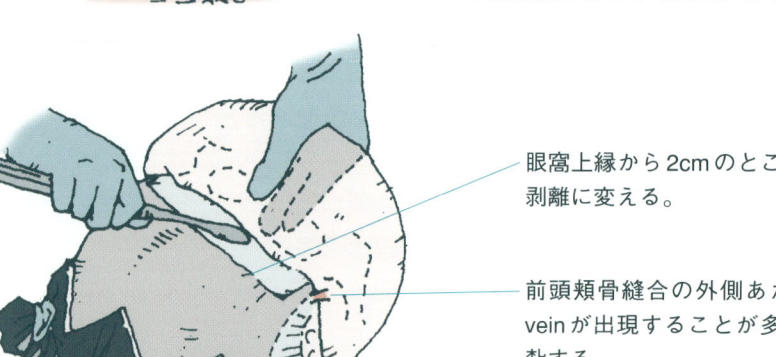

Deep temporal fasciaが2層に分かれ、その間の脂肪が透けて見えてくると、危険帯（顔面神経側頭枝）が近い！剥離のレイヤーがずれないように注意する。皮弁側には側頭枝があるので止血には十分注意する。

眼窩上縁から2cmのところで骨膜下の剥離に変える。

前頭頬骨縫合の外側あたりにsentinel veinが出現することが多く、これは結紮する。

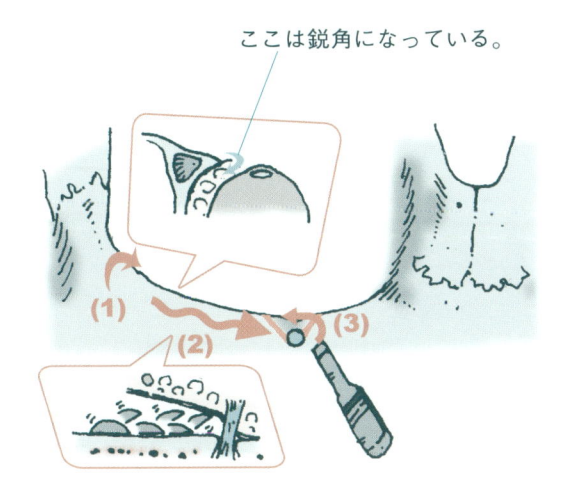

NASO-ETHMOIDAL FRACTURE

ここは鋭角になっている。

(1) 眼窩縁の剥離は外側からが楽。外側部の眼窩縁を確認したら少しずつ内側に向かう。ここではラスパの挿入方向に気をつける。Periorbita を破ると orbital fat が脱出し、あとで何かとやりにくくなるので、keep it intact!

(2) このあたりでサクションを左手に持ち、視野をクリアにしながら眼窩上神経を探しにゆく。ラスパを横に滑らすように剥離すると切ることがある。ラスパは捻りながら少しずつ組織を持ち上げるようにして進むと、切らずに済む。

(3) 神経を見つけたら、鼻側と眼窩内からも剥離し、神経を完全にフリーにする。Incisula ならそのままで外れるが、foramen、あるいは狭い incisula なら 4mm のノミで「ハの字」に向けてカットする。
　一部骨孔があり、ここより出血することが多い。指は入りにくいので、bone wax を剥離子に乗せ、これをあてがい止血する。

6. 鼻根部から眼窩内側の剥離をする。前頭鼻骨縫合を超えるところまではスムースに剥離できる。ここを超えると骨折線が現れる。骨片の位置や大きさに注意して剥離を進める。途中でややトンネルがきつい（狭い）感じになるので、正中部の骨膜だけをメスでカットして展開を楽にする。

7. 内眼角靱帯に向けて剥離を進める。靱帯は、涙骨 anterior crest の上端から 4〜5mm 尾側に付くことが多い。涙嚢を涙嚢窩から外しつつ、骨膜下に剥離を進めると眼窩内壁が展開できる。小さい骨片もできるだけ温存する。

8. 前頭篩骨縫合に沿って前篩骨動脈が出てくるので、バイポーラーで止血しておく。この奥に後篩骨動脈があるが、剥離はこの手前まででよい。

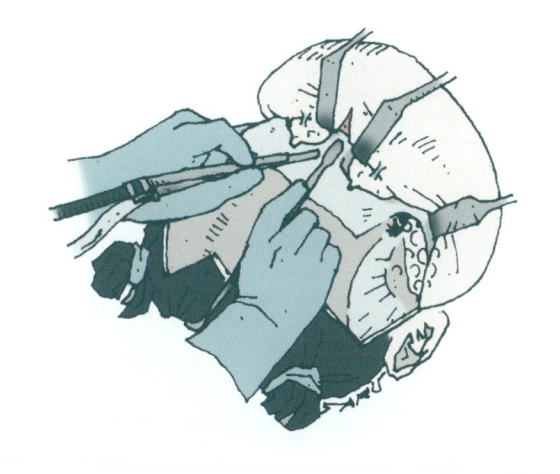

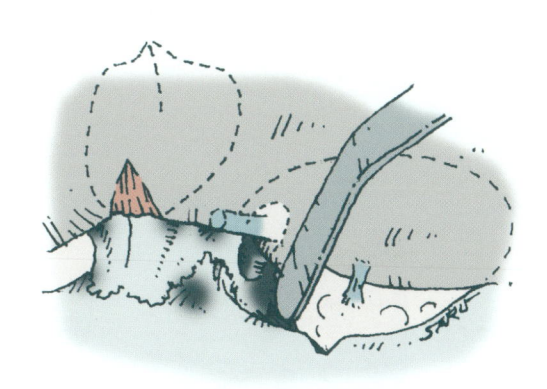

REPOSITION AND FIXATION

2 整復：Naso-maxillary buttress の再建

1 上顎骨前頭突起は骨が厚いので細かく粉砕されずに残っていることが多い。まずここから始める。

4 梨状口縁の連続性と眼窩下縁から頬骨に向かうアライメントをガイドに整復していく。

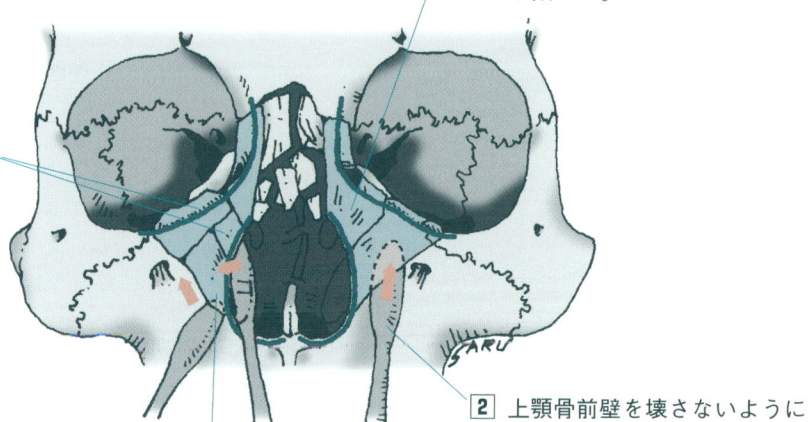

2 上顎骨前壁を壊さないようにやさしく持ち上げる。

3 後方に落ち込んだ骨片は鼻腔内から押し上げ、外側に転位した骨片は骨折線にラスパを入れゆっくり捻り整復する。鼻涙管があるので、オーバーコレクションはほどほどにする。

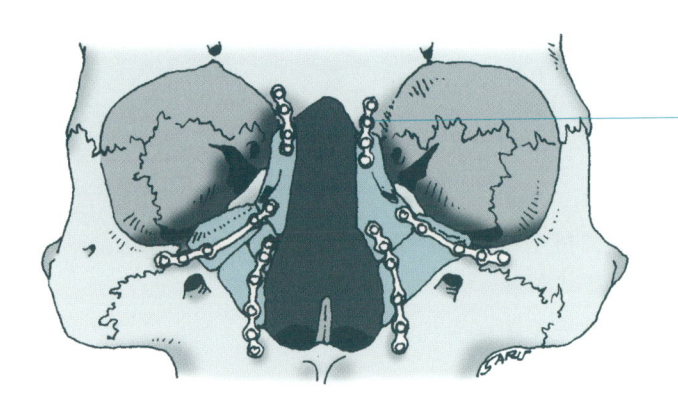

5 骨片をプレートで固定し naso-maxillary buttress を完成させる。前頭骨鼻骨突起はアライメントが合いやすいので、整復のガイドになる。

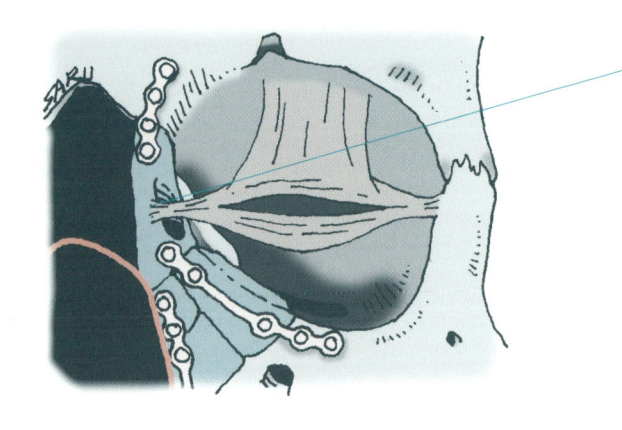

内眼角靭帯が付着する骨片の整復はとても大事。内眼角の位置や形をチェックして固定する。骨片の捻れが生じやすいので注意する。靭帯が邪魔で整復がやりにくい時は、いったん内眼角靭帯をはずしてもよい。その場合は後で靭帯の再建を行う。

NASO-ETHMOIDAL FRACTURE

3 鼻骨の整復

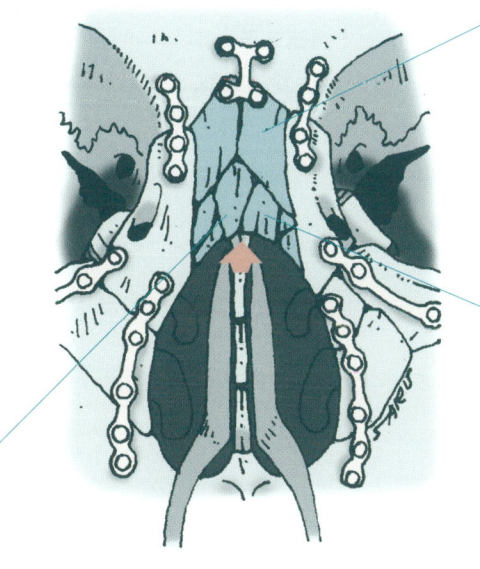

1 ウォルシャム鉗子で鼻骨を持ち上げ、プレート固定する。
ここのアライメントは非常に大切で、少しでも曲がると斜鼻となり、落ちると鞍鼻となる。そのため骨だけ見ないで必ず顔全体のバランスを見て止める。やや過矯正気味にもち上げて止めるとよい。

2 尾側は粉砕していることも多いが、鼻内パッキングで保持する。マイクロプレートでも皮下に透けて見えるので固定はしない。

粉砕が高度だと、術後に鼻腔粘膜の拘縮が起こり鞍鼻や短鼻になりやすいが、こればかりはしかたない。2期的に骨移植などで対応する。

4 眼窩内壁の整復

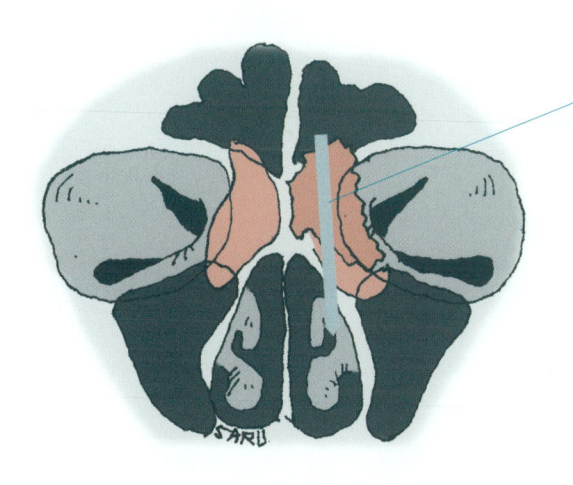

1 内壁の骨はとても薄く、固定は難しいので、粉砕が強ければ骨片は除去する。また前頭洞底や篩骨洞が粉砕しているようなら篩骨洞を粘膜とともに摘出し、鼻腔へ解放してドレナージを行う。

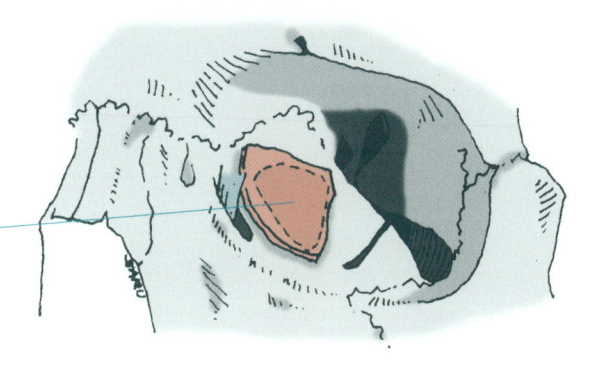

2 腸骨を下壁にかかるように挿入する。頬骨骨折も合併していて下壁の欠損があれば、再建する。

REPOSITION AND FIXATION

5 内眼角靱帯の再建

内眼角靱帯を外した場合には、transnasal wiring で再建する。内眼角靱帯を戻す位置は、もともとの付着部よりもほんの少し後方とする。

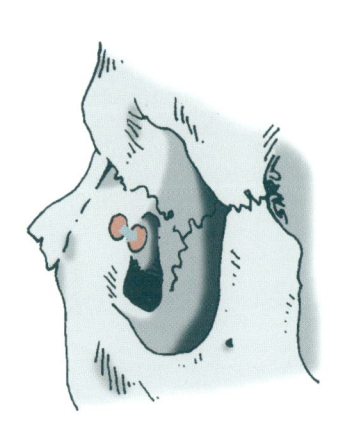

●片側の場合

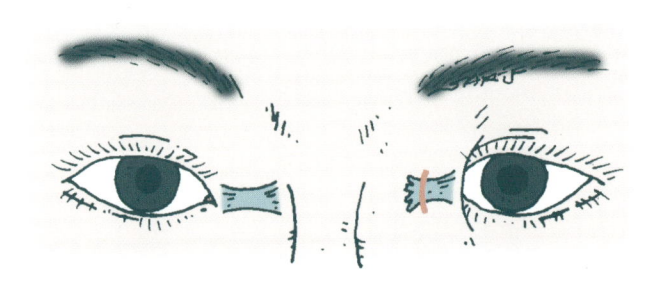

1 靱帯付着部直上に 5mm の切開を置き靱帯を露出する。

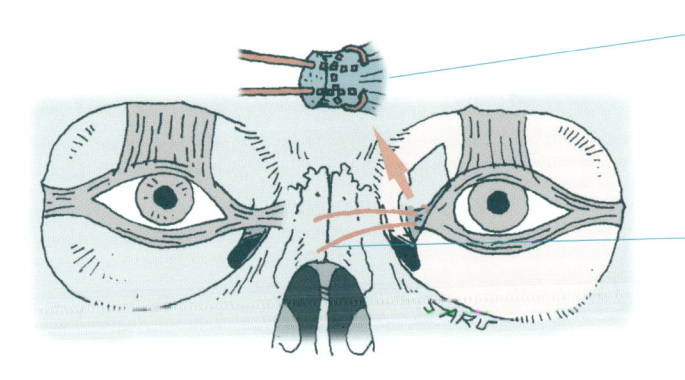

2 靱帯を摂子でつまんで内眼角がちゃんと引けるのを確認した後、0.3mm サージカルワイヤーをこのように巻きつける。

3 ルベンダン針を使ってワイヤーの断端を裏面に出しておく。

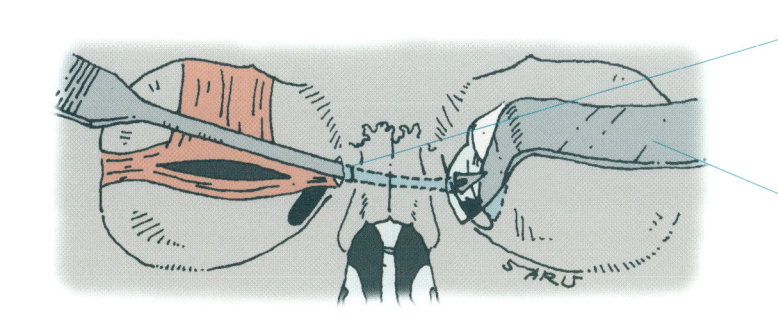

NASO-ETHMOIDAL FRACTURE

4 靱帯付着部の少し手前からアウルを刺入し、ぐりぐり捻りながら進め骨孔を作製する。

この際、患側の眼球を突かないようにマレアブルレトラクターなどで必ず保護する！

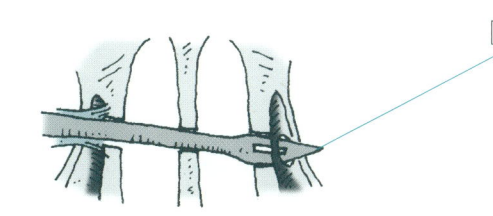

5 骨孔は一発で決めるつもりでいく。上顎骨→篩骨垂直板→上顎骨と3つの骨壁を通っているため途中でアウルの向きを変えるのは難しく、また一度ずれた位置に骨孔を作製すると、やり直してもなかなかよいところに出てきてくれない。篩骨を通った段階でアウルでぐりぐりと穴を拡げておくと、アウルの先端が自由になり、やりやすい。

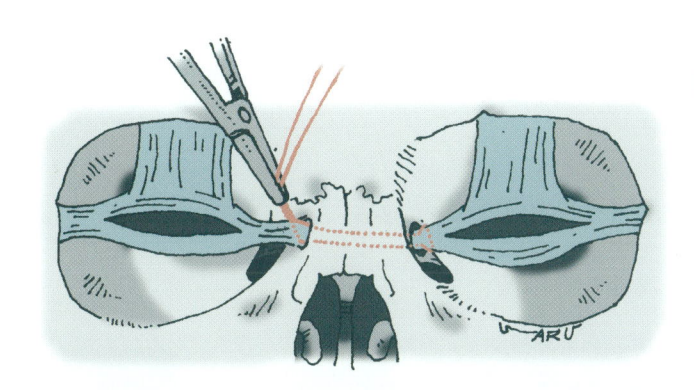

6 φ3mmの骨孔を作製したらワイヤーを通して内眼角を十分に引き込む。そして対側の靱帯にワイヤーを1周まわして固定する。

REPOSITION AND FIXATION

●両側の場合

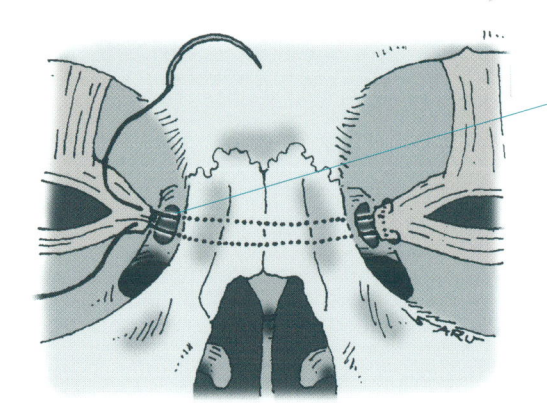

1. 固定位置に骨孔を作製し、一方の靭帯にワイヤーを締結して骨孔に引き込む。出したワイヤーを対側の靭帯に通す。

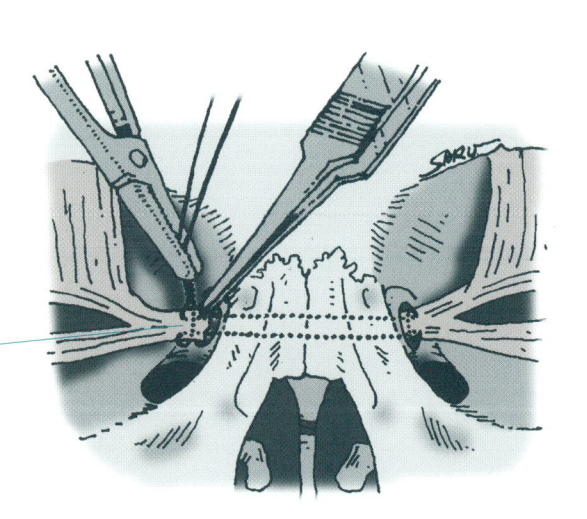

2. 摂子で靭帯を持ち、骨孔に押し込むようにしながらワイヤーを絞めてゆく。

●固定ポイントに骨折や骨欠損がある場合

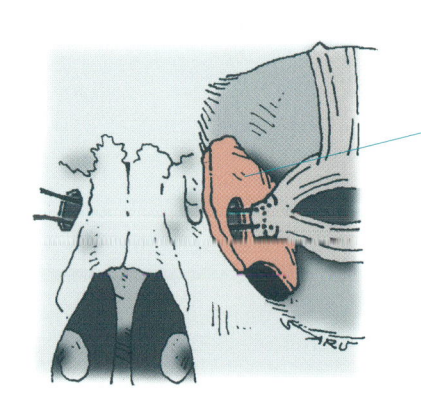

この場合は骨を欠損部に移植して固定部位を再建してから骨孔を作製する。

うまく決まらないと、つい「まっ、いいか」、と思ってしまうが、内眼角の位置はまさに画竜点睛、決して妥協してはならない。

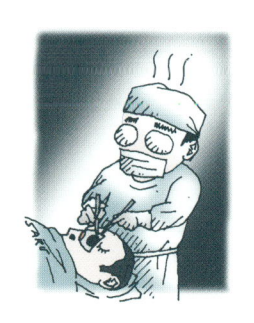

🟠 涙道の再建に関して 🟠

　一般に鼻篩骨骨折後の涙道の閉塞はおもに骨折転位した鼻涙管の骨道部で生じ、さらに受傷後の軟部組織や粘膜の浮腫の影響も手伝って 50％前後とその割合は高い。しかし正確な骨片の整復とその後の経過観察で改善されるケースが多く、最終的には 20％弱まで減少する[1,2,3]とされる。このため、転位骨片の正確な整復を第 1 としてその後は経過観察とし、閉塞が残れば 2 次的に涙嚢鼻腔吻合術等の再建を行うのがリーズナブルと言えるだろう。

引用文献

1) Gross JS: Plast Reconstr Surg 75 : 303, 1985
2) Cruse CW, et al: J Trauma 20 : 551, 1980
3) Stranc MF: Br J Plast Surg 23 : 339, 1970

6-6 下顎骨骨折

下顎骨は他の部分の骨とはやや性質が異なるので、扱いも少し違ってくる。

- まず下顎骨はとても固くて厚いので、ばきっと割れたように折れやすい（固焼きせんべいの感じ）。このため、上顎骨などのグチュっとつぶれたアライメントとは違って、ジグソーのようにピタッと合うアライメントであることが多い。このお陰で整復位を決めるのは比較的容易である。
- その一方で、厚くて斜めに折れたりもするので、ちょっとした介在組織があるだけでとたんにアライメントが合わなくなる。（美人だけど気むずかしい感じ？）
- 次に下顎骨は、"バナナ"の範囲で自由に動くことが許された関節を2つ持つ骨であることを理解する。言いかえれば、整復固定をするときには、かならず咬頭嵌合位と中心位、つまり歯の都合により決まる咬合位（手術では顎間固定で再現される咬合位）と下顎頭の都合により決まる咬合位（これは整復時に下顎頭を誘導した位置で決められる）の両方が一致するかどうかを、確認しなければならない。方法は咬合の再現の項に記した。

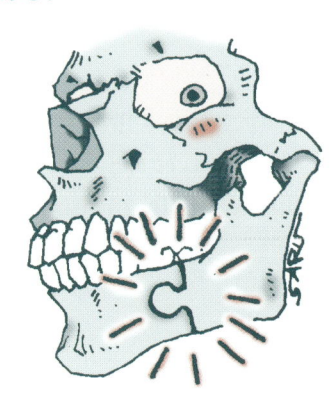

■保存的治療か観血的治療か

どうするかは見解の分かれるところであり、未だ結論は得られていない。成書や一部文献とは異なるところもあろうが、個人的には以下の状態の場合は保存的治療を行った方が、治療全体のバランスがよいと思われる。

- 下顎関節内骨折：この場合は下顎枝の短縮も少ないので、顎間固定とその後のゴム牽引による習慣性咬合位の獲得を行えば、なんとか良好な咬合が得られる。ただ片側では最大開咬位で骨折側への偏位が残る。また両側の骨折では若干の開咬位を呈することがあるが、その場合は後日下顎矢状分割骨切りで対応する。
- 骨片の転位が少ない：咬筋で覆われた下顎角部や他の部位でも、転位が2〜3mmであれば顎間固定（ゴム牽引から始める）で整復位に誘導できるので、保存的治療でよい。もし1週前後で誘導ができなかったり、顎関節痛が生じた場合には、観血的治療に切り替える。

■顎間固定の期間

下顎骨は可動する骨なので、顎間固定はできるだけ短くして早く咬合運動を再開したい。ミニプレート2枚で固定がされていれば、1週間の顎間固定と流動食、その後はゴム2〜3本による安静位の継続（食事の時はゴムを外してソフトダイエット）を2週行えばよい。以後は咬合を確認しながら必要であればゴム牽引による習慣性咬合位の獲得を2〜4週行う。プレートが1枚の時は、顎間固定を10日とし、以後は同じ。
関節突起部の骨折で固定性に不安がある時は、3週くらいはした方が安心だろう。
いずれの場合も、手術当日の顎間固定は覚醒や後出血のことを考えると、できれば避けたい。気道のトラブルはわずか3分で一大事となる。どうしても顎間固定を行うのであれば、前歯部に1〜2本のワイヤーをかけるか、3〜4本のゴムとする。手術翌日に状態が安定したら、固定を追加する。

MANDIBULAR FRACTURE

■歯牙の扱い

骨折線上に歯牙、歯根ある場合でも、特に何かをする必要はない。歯牙もよく保存できる。埋没知歯にまたぐ骨折の時は、可能であれば抜歯した方がよい。

| 下顎おとがい部骨折 |

1 アプローチ

・皮膚切開からアプローチするときは、下顎下縁より1cmほど尾側に皮切を置く。すぐに広頸筋が見えるのでこれを切って分ける。顎舌骨筋やおとがい舌骨筋の上を剥離し、下顎骨下縁に達したら、骨膜を切開し骨折線周囲を剥離する。口腔側の剥離は不要である。

・両側第1小臼歯の間が折れている場合は、口腔内切開からのアプローチでも可能である。

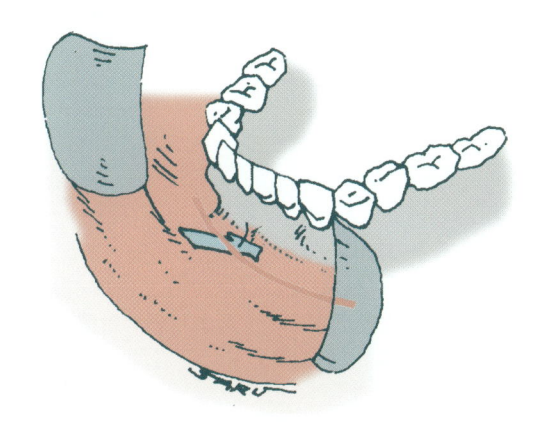

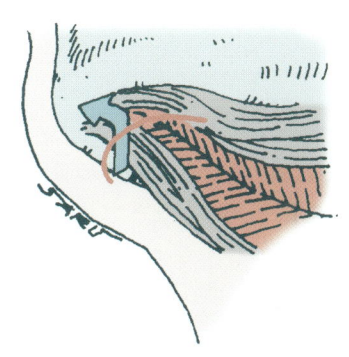

アングルワイダーをかけ、歯肉移行部より3～4mm離し、両側第1小臼歯間（4-4）の粘膜切開を置く。粘膜を切ったら5～6mmほど斜めに切り進み、骨に達したあとは骨膜下に剥離を進める。おとがい神経に近い部分で折れているときは、まず第1、第2小臼歯間を目安にしておとがい神経を確認しにいく。

・ただ、近心方向に斜めに折れていることもあり、整復時におとがい神経がじゃまにならないかよく見極めておかないと、あとから、表から行っとけばよかったぁー、となる。

REPOSITION AND FIXATION

2 整復

- 骨折部分を露出したら、まず介在する肉芽様の線維組織を、よくエイヒで除去する。下顎骨はとても固く、しかも厚みがあるので、少しでも不要な組織があると、それが干渉してアライメントがいつまでも合わない。無理に合わそうとすると、とたんに顎関節へ影響がでるので、必ずきれいにアライメントが合うまで掻爬する。このとき骨折間を拡げすぎて歯肉がちぎれてしまわないように注意する。
- 逆に多少のギャップがあっても骨癒合に問題はない（というか線維性癒合が強固に起こる）ので、ここは納得がいくまで行うこと。ただ、上顎骨折も合併している場合は、アライメントを頼りに下顎歯列弓を再現することになるので、むやみに壊してわかりにくくしてしまわないようにする。

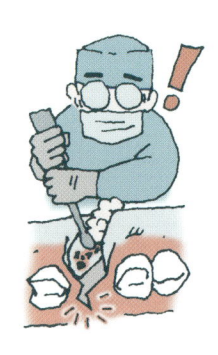

3 顎間固定

　おとがい部の１カ所での骨折であれば、比較的すんなりと咬合が再現されるだろう。この時に骨折部の下縁が開いたりするようであれば、干渉するものがあるので、再度掻爬を行う。

4 固定

1　アライメントを確認し、良好であればこの位置でプレーティングを行う。彎曲している部分なので難しいが、フィッティングには、特に気をつける。合っていないと歯列弓が開いたり閉じたりして、すぐに不正咬合を招く。

2　口腔内からアプローチした場合は前面に２枚、皮膚からアプローチした場合は、前面と下縁に２枚置く。Mono-corticalでよい（スクリューは6mmくらい）。歯根の位置に注意し、あまり高い位置にプレートを置かないようにする。

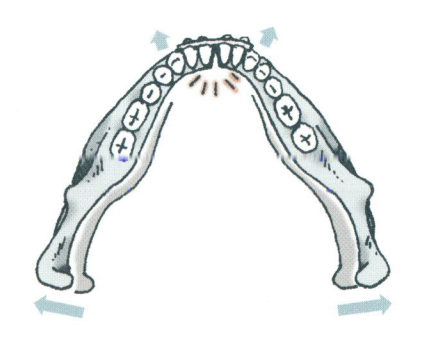

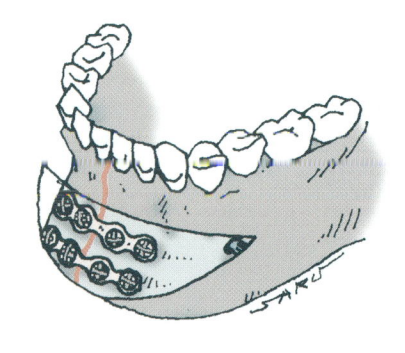

　固定が終了したら、必ずいったんは顎間固定を解除して、中心位と咬頭嵌合位を確認する。つまり下顎を後上方に押し上げながら10mm前後、カチカチと蝶番運動をさせ、下顎頭を下顎関節窩の最上位に誘導する。そこから咬合平面に沿って前方へ約1mm移動させるところまでの間に、咬頭嵌合位があれば、OKだ。もし、ここで咬合が合わなかったら、プレートを外し、再度顎間固定から行う。原因は、骨折線内の組織の干渉か、プレートのフィッティングが合っていないかのどちらかになる。
　問題がないようなら皮下を軽く寄せ、縫合閉鎖する。

MANDIBULAR FRACTURE

下顎体部骨折

1 アプローチ

　この部分では皮膚からのアプローチが、よいだろう。口腔内からは、展開から整復まではできてもプレーティングは結構難しい。トロッカーやアングルドライバーなど特殊な器具が必要となる。また、骨折ラインがおとがい神経と近い場合は、神経がじゃまで思ったような操作ができなかったり、無理して神経を痛めたりすることがあるので、**皮膚からアプローチした方がよい**。神経を同定しておけば、安心して切っていける。どきどきしながら切開を進めるのは、よろしくない。

1. まず骨折部位に皮膚切開を置く。下顎下縁より1〜2cmほど尾側に皮切を置く。
2. すぐに広頸筋が見えるのでこれを切って分ける。

    顔面神経下顎縁枝は、広頸筋のすぐ下の層を走行するので、このレイヤーでの剥離は注意する。できれば、ここで神経を見つけておくか、顔面動脈と下顎下縁との交点あたりを神経が走るので、そこで神経を確認しておいた方がよい。

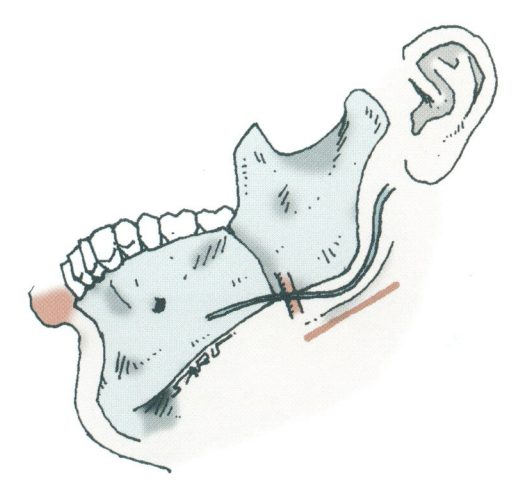

3. 骨に達したら、骨膜を切開し骨折部を剥離する。ここは咬筋が広く停止している部分なので、下縁からぐりぐり剥離していくよりも、いったん咬筋の前縁か後縁の方から下顎枝上方の剥離をして、そこから下に向けてビシッと行った方が早くてラクである。

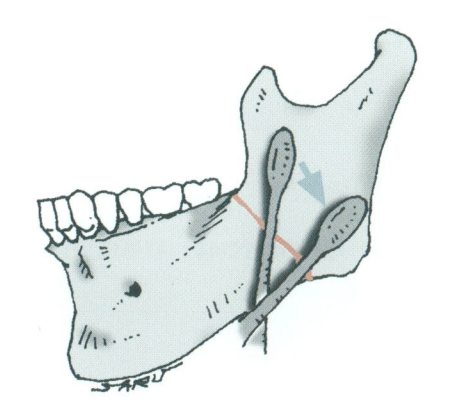

REPOSITION AND FIXATION

2 整　復

- 骨折部分を露出したら、まず介在する肉芽様の線維組織を、よくエイヒで除去する。ただしここは、下歯槽神経があるので、注意して行う。下顎体部がポッキリまっすぐに折れるばかりでなく、斜めに折れていることも多い。このときは、骨片のズレもあってとてもやりにくいが、表面と裏面をそれぞれていねいに行う。

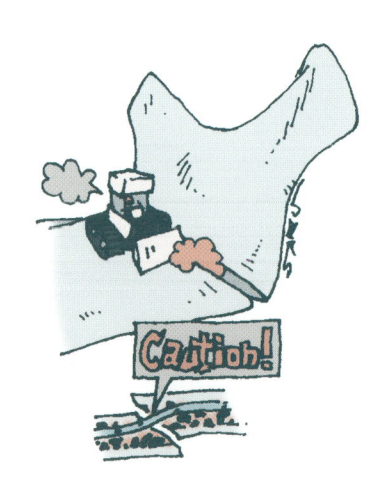

- 多少のギャップがあっても骨癒合に問題はないので、やや多めに掻爬してもよい。それよりも、介在組織があるにもかかわらず無理矢理はめ込んで整復することで、下顎体や下顎枝が長くなり結果的に下顎頭を押し上げて開咬になったり、のちに関節痛を起こしたりする方がやっかいだ。ただし上顎骨折もある場合は、ここのアライメントが咬合平面を決定する大事なポイントになるので、ほどほどにする。

3 顎間固定

歯列弓の分断がなければ、容易に決まる。

MANDIBULAR FRACTURE

4 中心位の固定

　プレーティングを行う前に下顎頭が中心位にあるかを確認する。下顎枝を後上方に押し上げ、ほんの少し力をゆるめた位置と、骨折のアライメントとが一致すれば全く問題ない。押し上げた位置でぴったり合っても大丈夫である。ぐいぐい押しつけないとアライメントが合わない時は、介在組織の除去をもう一度する。アライメントを合わせると下顎頭を引っぱり下げている感じ（力をゆるめると、ふわっと少し頭側に戻る感じ）がする時は、そのアライメントが間違っているので、多少のギャップを残した位置をよしとする。
　固定位置を線でマークしておく。

5 固　定

　2枚のミニプレートで固定する。Bicortical screw にする必要はないので、神経の位置に気をつけて5〜6mmのスクリューで固定する。比較的フラットなところなので、フィッティングは難しくないが、気をつける。いいかげんだと、すぐに下顎頭への負荷を来す。

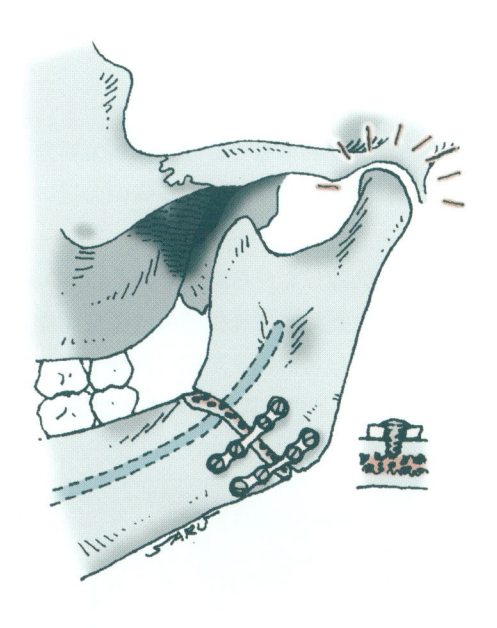

　固定が終了したら、いったん顎間固定をはずして咬合を確認する。
　問題がないようなら皮下を軽く寄せ、縫合閉鎖する。

REPOSITION AND FIXATION

関節突起部骨折

- 手術が難しいこともあり、治療に関しての見解がかなり異なる。
- 大きな骨片の転位を放置すると、開咬となりやすくこれをあとから直すのは難しい。
- 下顎関節内骨折は保存的治療で構わない。関節突起部骨折については観血的治療とする。

1 アプローチ

- 基本的には低位骨折では下顎下縁切開から、高位骨折では耳前部切開からアプローチするが、両方からのアプローチを必要とする場合もある。ただ、いずれの場合もトンネル状の作業になる。
- 耳下腺を分けてアプローチする方法は、あまりお勧めしない。運がよいと直下に骨折線が現れるので操作は容易だが、神経の分枝の具合によっては必ずしもやりやすい位置で展開できず、苦労が報われないことも多い。

■下顎下縁切開

　下顎角部を3～4cmほど切開し、下顎体部骨折の場合と同様にアプローチしていく。どうしてもトンネル状の作業になるが仕方ない。ただ、低位骨折ならば比較的近い位置に骨折が現れる感じがする。下顎角部に穴を開け太めのワイヤーか、骨把持鉗子を入れ、整復補助の牽引用として準備しておく。

■耳前部切開

　皮切を置き、側頭筋膜上を頬骨弓に向かって剥離していく。頬骨上縁からは骨膜上を剥離し関節の位置を確認する。関節部から1～2cm前方には顔面神経側頭枝が皮膚側の近いところを走行するので、近寄ったり電気メスで焼いたりしない。

　ついで外耳道軟骨の前面に沿って深部へ剥離しながら降りていく。このあたりは深く狭い術野になるので、出血はできるだけこまめに止めながらいく。剥離子で骨折端の位置を確認しながら進み、関節突起の後縁がわかったら、ここの骨膜を切って骨膜下に入り骨折部を全周に剥離する。骨折部を頼りに下顎枝側の骨折端も露出する。ただしここを顔面神経が、そして裏のここには顎動脈が走るので、くれぐれも注意するように。

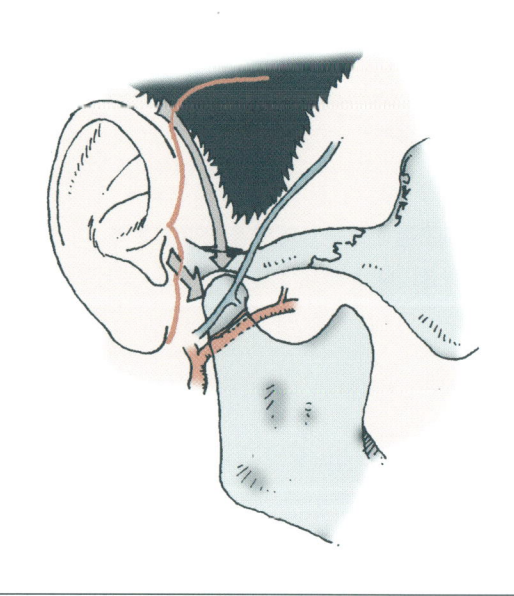

2 整復・固定

- 低位骨折ならば、フックや剥離子などを用いて整復する。下顎枝を牽引しながら行うとよい。関節突起を取り出さなくとも整復できることが多い。ミニプレートで固定する。2穴ずつスクリュー固定できるとよいが、関節突起側は1穴が精一杯のこともある。T字型のプレートが当てられそうなら、この方がややラクである。

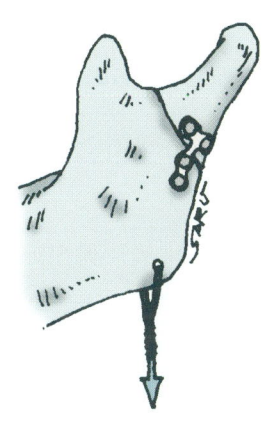

- 高位骨折の場合もフックや剥離子で整復するが、外側翼突筋が骨片を前内方に引き込む（しかも90°回転させながら！）ので、整復位を保つのはかなり難しい。骨片も小さいので骨把持鉗子などで引っぱり出そうとすると、破壊しそうになる。これはしんどいな、と思ったら迷わずここに停止している外側翼突筋を切離して、骨片を取り出す。T字型のマイクロプレート（余裕があればミニプレート）をあらかじめ骨片に固定し、関節窩に戻したあと、相方に固定する。

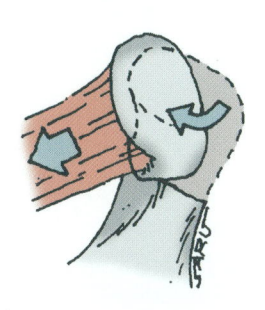

- 咬合位に問題がないか確認する。固定性に不安があれば、前歯部に2カ所ワイヤーによる顎間固定を置く。

筋突起骨折

治療は不要である。

6-7 上顎骨骨折

Le Fort Ⅰ型骨折

骨折線は、骨切りとは違い翼状突起を横断して折れているので、外側翼突筋がくっついている状態である。

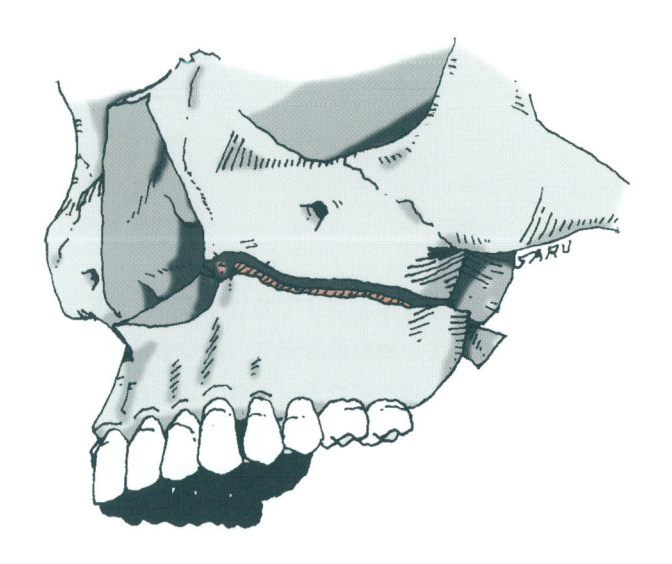

MAXILLARY FRACTURE

1 アプローチ

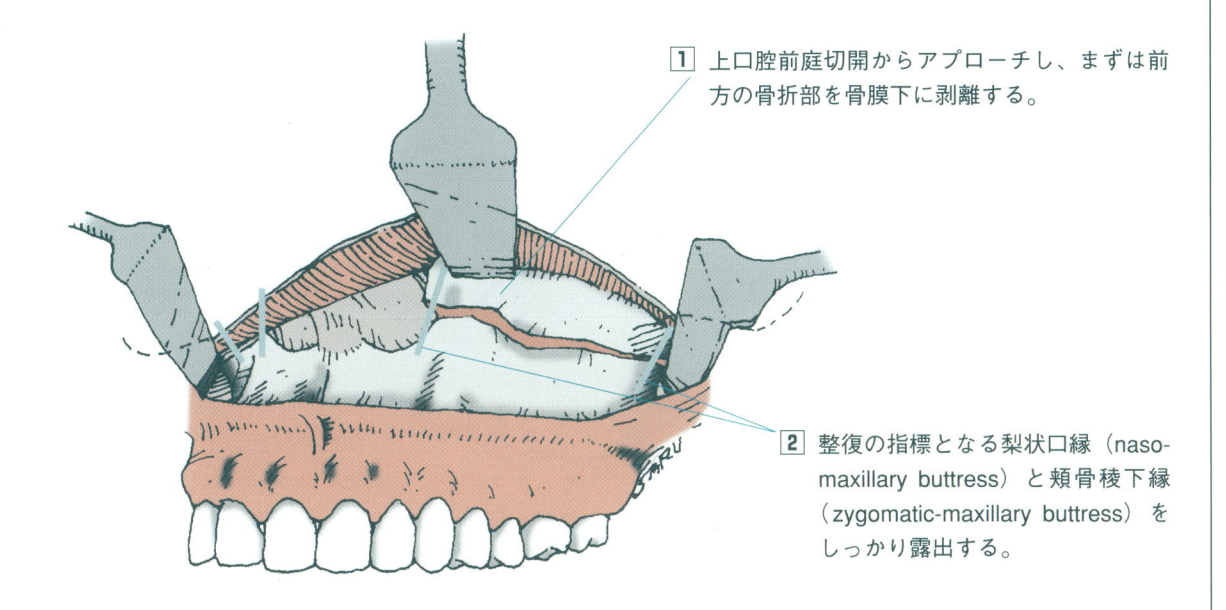

① 上口腔前庭切開からアプローチし、まずは前方の骨折部を骨膜下に剥離する。

② 整復の指標となる梨状口縁（naso-maxillary buttress）と頬骨稜下縁（zygomatic-maxillary buttress）をしっかり露出する。

いったんここで整復を行ってみて、軽く引き出せるようなら固定に移る。動くには動くが、なんとなく戻される感じがするときは、鼻腔底も剥離する。

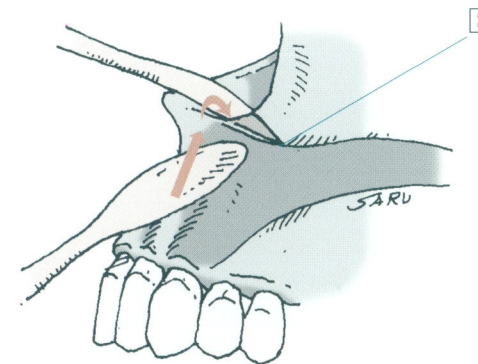

③ 鼻腔底は梨状孔縁より低いところにある、という意識でいく。縁を越えたらすぐラスパの向きを変え、"骨を感じ"ながら進もう。

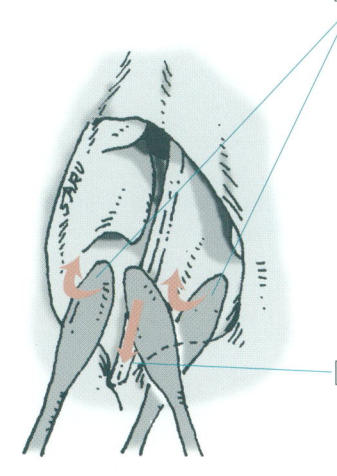

④ 剥離子を鼻腔底に沿って2cmほど進める。その場所で手首をクイッと回して鋤骨側をガリガリッと剥離、次に外側も骨折線の高さまで剥離する。骨折では後鼻棘まで剥離する必要はない。

⑤ 前鼻棘に付着する鼻中隔軟骨も外しておく。

REPOSITION AND FIXATION

2 受動

1 やさしくロー鉗子を挿入する。鼻腔底を剥離していない時は、鼻孔から入れる。

2 まずは下方へゆっくりと押し下げ、

3 ついで前方にぐううっと牽引する。これを何回か繰り返して受動する。

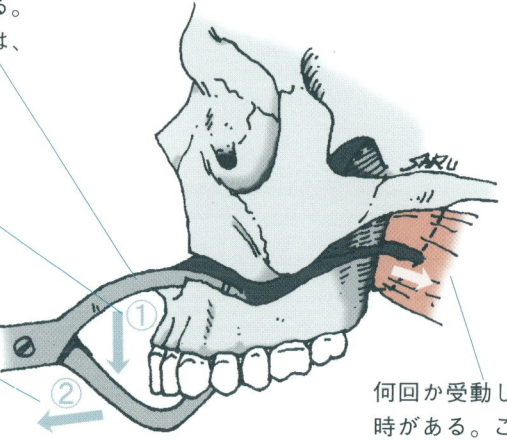

何回か受動しても後戻りするような時がある。これは外側翼突筋が短縮しているためだ。

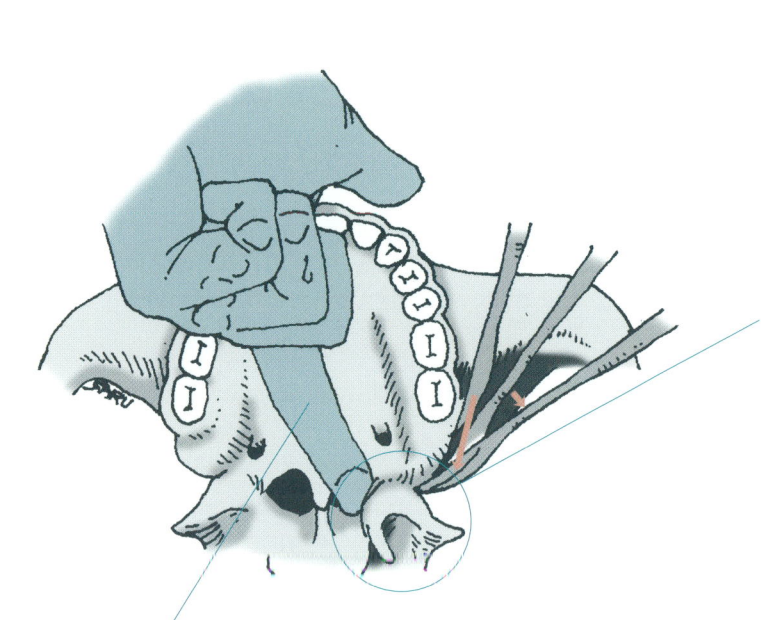

こういうときは、PMJの離断を行う方がよい（①〜④）。

① PMJにアプローチする時には左示指をあてがって位置を確認しておき、そこに向かってラスパを前方から滑らせていくとわかりやすい。

② ラスパがPMJの溝に入ったらグイッと寝かせて展開したのち、上顎離断ノミと入れ替る。

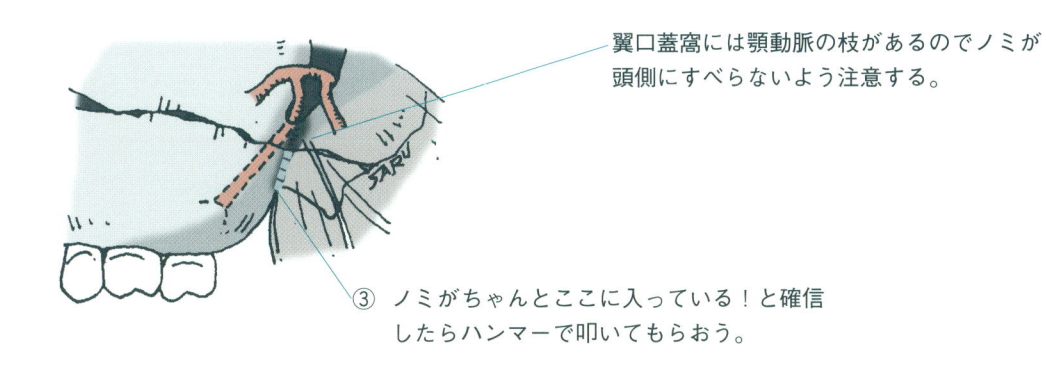

MAXILLARY FRACTURE

翼口蓋窩には顎動脈の枝があるのでノミが頭側にすべらないよう注意する。

③ ノミがちゃんとここに入っている！と確信したらハンマーで叩いてもらおう。

④ 多少翼状突起がぐにゅぐにゅするが、PMJの幅は10mm程度なので、強く叩かなくても簡単に外れる。ノミの先を指で感じたらOKだ。これで受動はラクにできる。

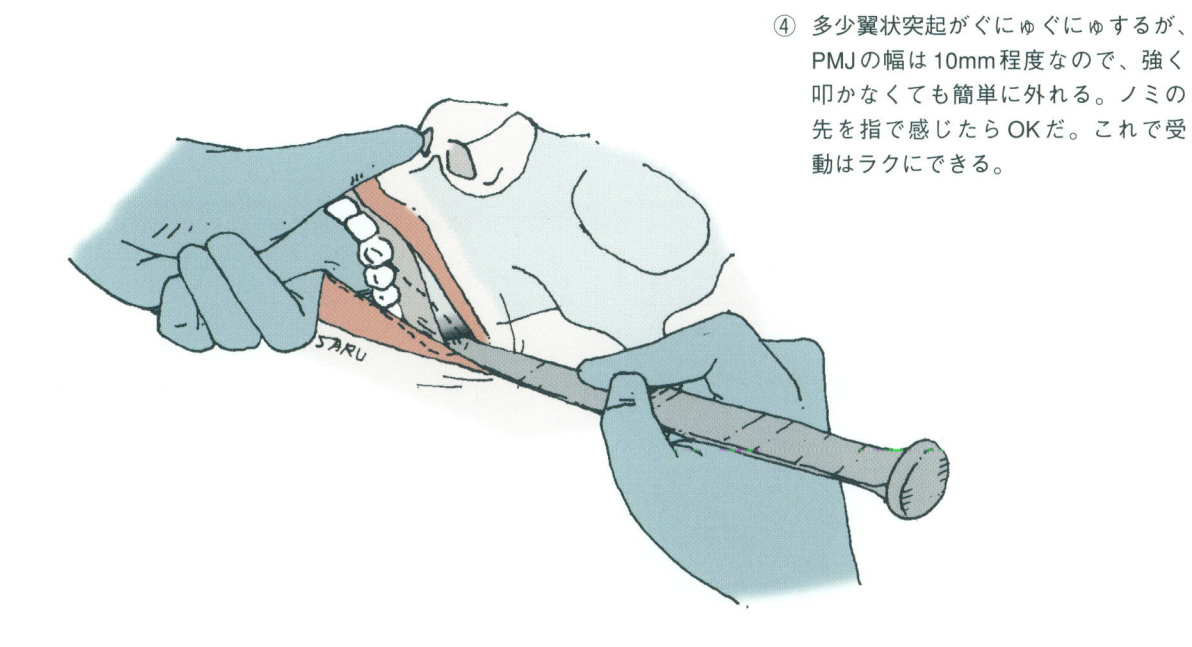

3 整復

十分に受動できたら顎間固定を行う。そうして一塊となった上下顎を後上方に押し上げ、下顎頭が関節窩に入った状態で、蝶番運動させて持ち上げていく。骨折線のアライメントを見て欠損がないようならば、その位置で固定する。

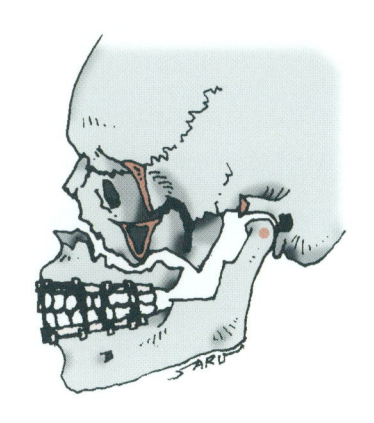

103

REPOSITION AND FIXATION

● 骨折線がクラッシュして上顎の上下的な位置がわからないとき

次の3つの点を総合して決めよう。顔が短くなっても長くなっても困る（短くなってしまうことがほとんどだけど）。

1. Naso-maxillary buttress と zygomatic-maxillary buttress の連続性

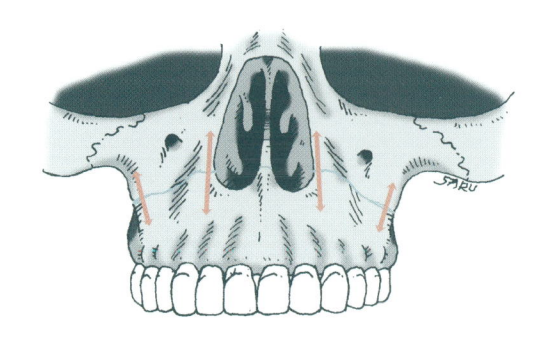

この4つの連続性が最も信頼できる。どこか1カ所でも壊れていなければそこを頼りにする。全部壊れていても、第3骨片を欠損部にあててみて、"復元"できるかやってみよう。

2. 上口唇と露出する前歯部のバランス

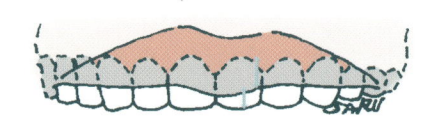

男性であれば1/3～1/2、女性であれば1/3程度前歯部が上口唇から覗いて見える上顎の位置を参照する。

3. 鼻下の比率；黄金率の活用

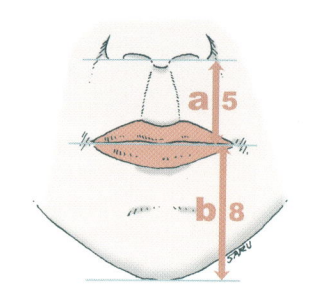

このバランスも参考にする。

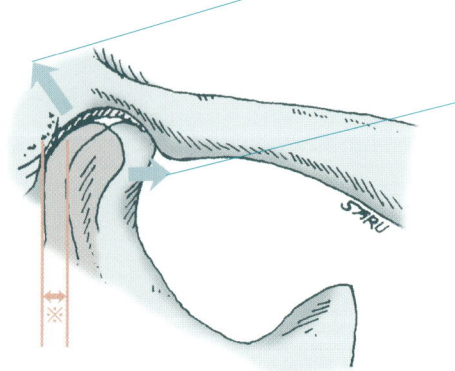

上顎の上下的な位置を決めたら、後上方に押し込んでいた力をスッとゆるめてみる。

すると、下顎がほんの少し（※1mmくらい）戻される感じがする。ここを中心位として位置決めは完了！動かしてもわかるように鉛筆でマークを入れておく。

MAXILLARY FRACTURE

4 固定

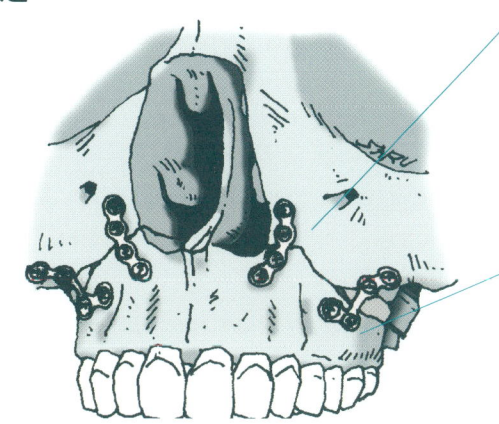

[1] プレートは4カ所置く。ベンディングはとにかく正確にする。特にはじめの2枚はピタッと合わせないと下顎頭ごとずれてしまう。

[2] 4カ所のbuttressのうち2カ所以上が接していれば骨欠損はそのままでOK。そうでない場合は必ず骨移植を行う。欠損をそのままにしておくと術後に必ず後戻りして短縮してしまう。

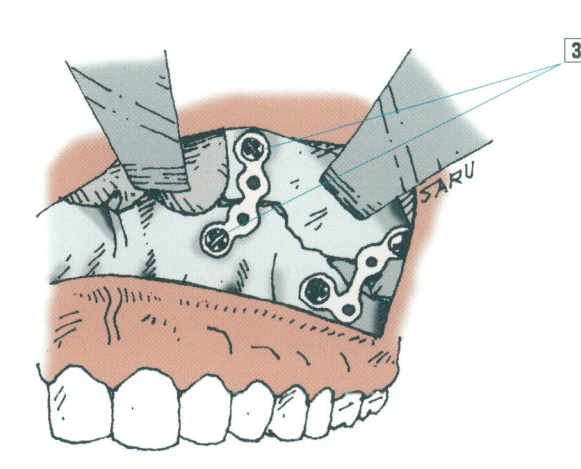

[3] スクリューはプレートの両端に、それぞれ1本ずつ入れて4カ所を仮固定する。顎間固定を外して下顎を中心位でタッピング（4〜5mmの開口幅でカチカチとさせる）させ、咬合にズレがないのを確認する。

この作業は必ず行う。ちょっとしたベンディングのずれでも上顎が移動するので、咬合が合わなくなっていることがある。

咬合に問題なければ残りのスクリューを打つ。咬合が合っていなければ、プレートをすべてはずして顎間固定をやり直して、再度ベンディングと固定、咬合チェックを行う。この作業は妥協してはならないが、何度もやり直すとスクリュー穴をあけるところがなくなってしまうので1〜2回で終了させる。

5 閉創

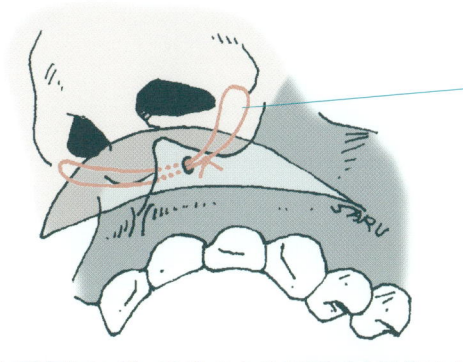

4-0の吸収糸で、前鼻棘に開けた骨孔を通して鼻翼の皮下組織を軽く引き締めておく。

術後すぐに抜管しても問題ないが、安全のため顎間固定は解除しておく。術後2日から、ゴムかワイヤーによる顎間固定を行い開口を制限する。10〜14日で固定を解除する。軽いゴム牽引は1カ月ほど行う。

REPOSITION AND FIXATION

矢状骨折

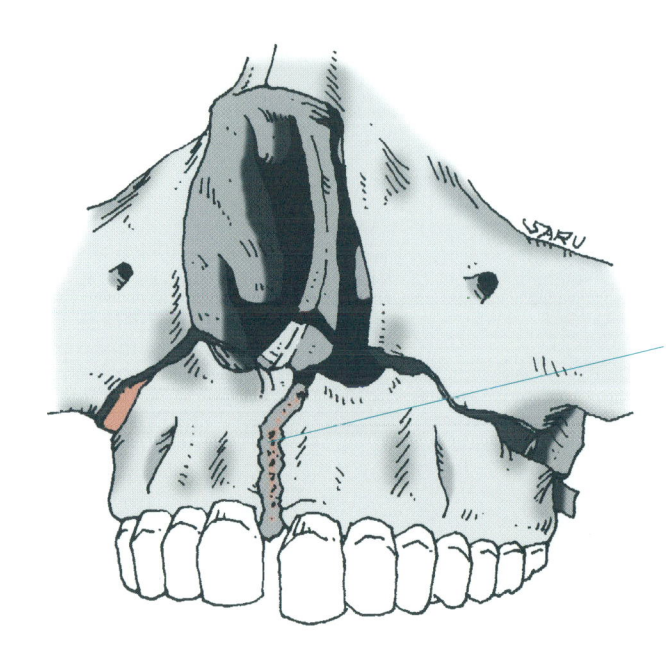

上顎骨を縦に2分する矢状骨折は、Le Fort Ⅰ型骨折にしばしば合併する。この場合はここを最初に整復して上顎を1ピースにした後、Le Fort Ⅰ型骨折の整復を行う。

1 整復

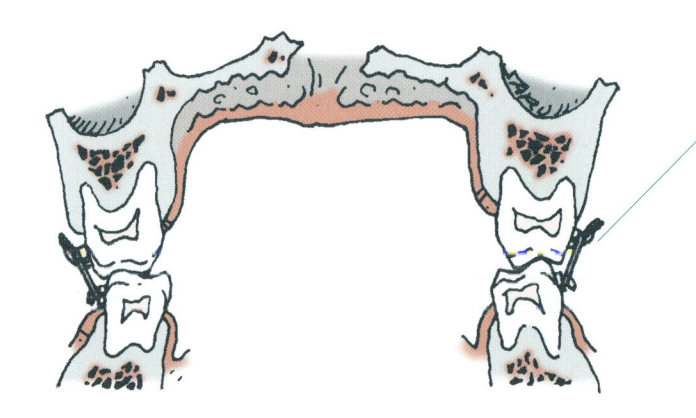

矢状骨折では歯列弓が分断されているため、顎間固定で上顎の変位が生じやすい。臼歯部でワイヤーを絞め込むと上顎が外側へ傾き骨折部が開いてくるのだ。

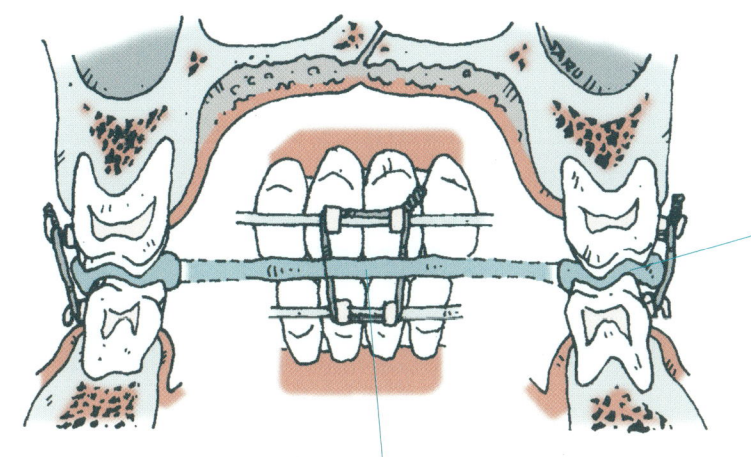

MAXILLARY FRACTURE

できれば術前にバイトプレートを作製してもらった方がよい。バイトプレートが入ることで臼歯部の傾きが起きにくくなる。

前歯部もバイトプレートに入れて固定できるので骨折線が開かない。

2 固定

[1] 梨状口下縁で犬歯の歯根より高い位置でプレーティングを行う。
口蓋部でのプレーティングはいらない。

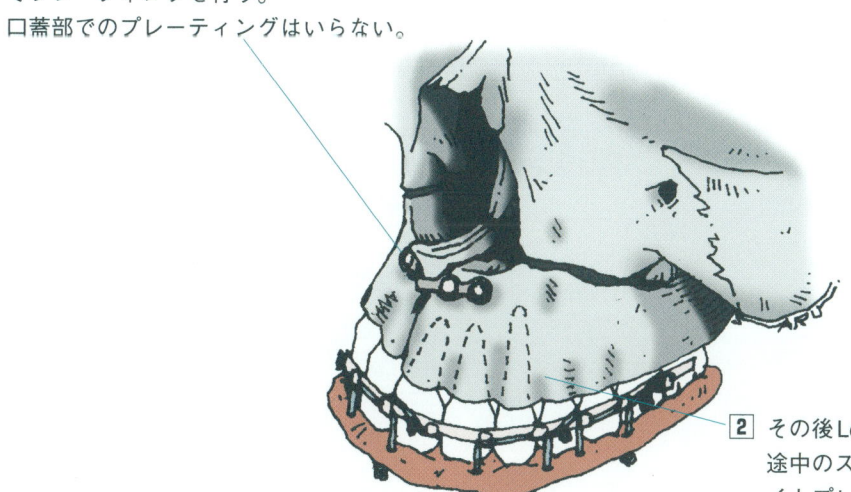

[2] その後Le Fort I 骨折の整復にかかる。途中のズレを防ぐために、最後までバイトプレートは上顎に固定したままにしておく。

REPOSITION AND FIXATION

多重複合骨折

☀ 治療の要点 ☀

治療の点からは、
　　　　Le Fort Ⅰ型＋Ⅱ型はLe Fort Ⅰ型に鼻篩骨骨折を合併したもの
　　　　Le Fort Ⅰ型＋Ⅱ型＋Le Fort Ⅲ型はLe Fort Ⅰ型に鼻篩骨骨折と頬骨骨折を合併したもの
というふうに考えた方が、合理的である。
　多重複合骨折と言っても頬骨骨折、鼻篩骨骨折、眼窩骨折、Le Fort Ⅰ型骨折の治療をそれぞれ行うにすぎない。

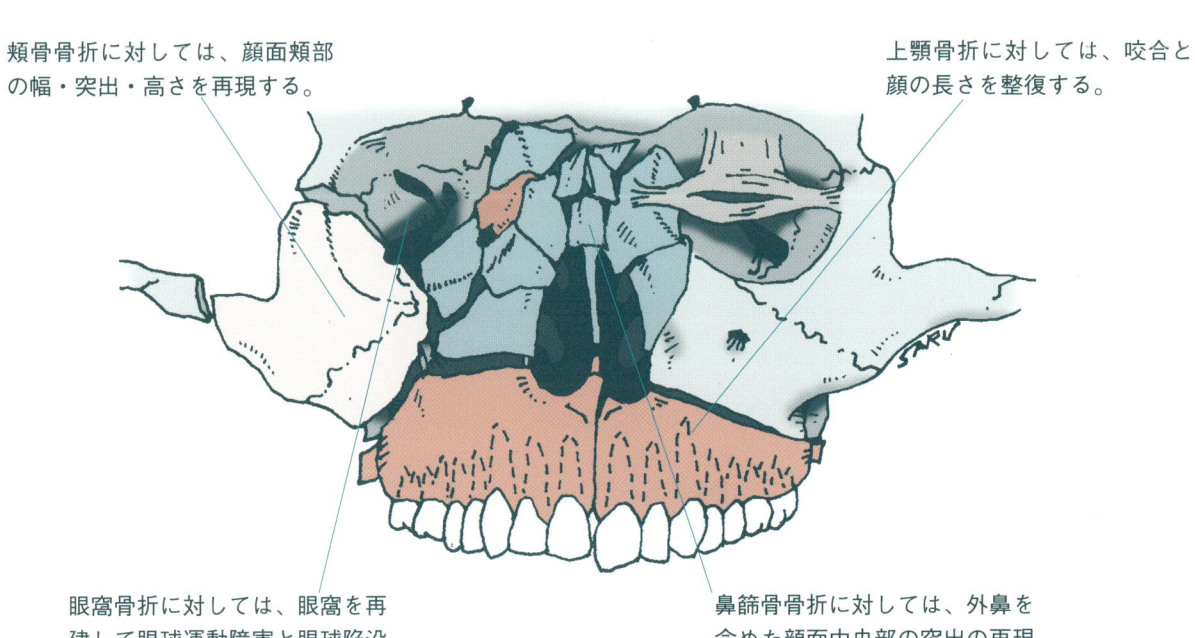

頬骨骨折に対しては、顔面頬部の幅・突出・高さを再現する。

上顎骨折に対しては、咬合と顔の長さを整復する。

眼窩骨折に対しては、眼窩を再建して眼球運動障害と眼球陥没の予防する。

鼻篩骨骨折に対しては、外鼻を含めた顔面中央部の突出の再現と内眼角の変形を修正する。

MAXILLARY FRACTURE

　悩むのは、整復固定の手順である。基本的にはアライメントがわかりやすく、固定しやすいところから行ってゆく。

1. 前頭骨骨折の整復
2. 頬骨骨折の整復
3. 上顎骨折の整復
4. 上顎骨前頭突起の整復
5. 眼窩縁の整復
6. 鼻骨の整復
7. 眼窩壁の再建
8. 内眼角靱帯の固定

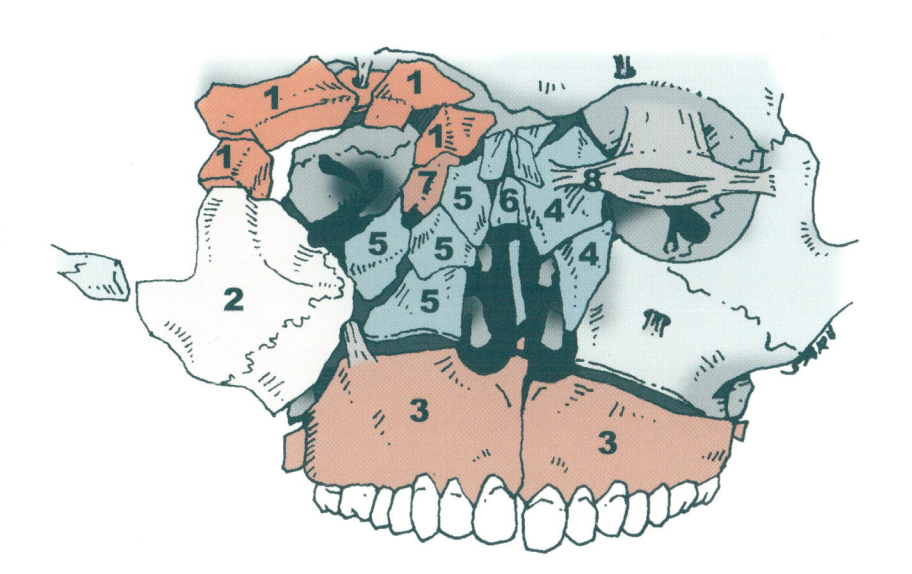

整復の実際

ここは粉砕されにくいのでアライメントもわかりやすく、反対側も参照できるので、整復は簡単だ。

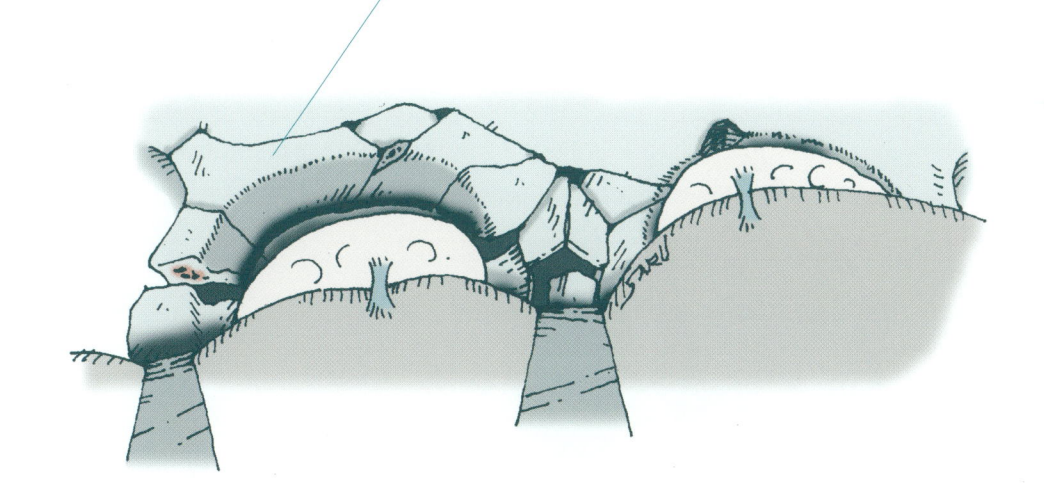

REPOSITION AND FIXATION

1 マイクロプレートでていねいに固定する。

2 仮固定して頬骨の高さを決定する。

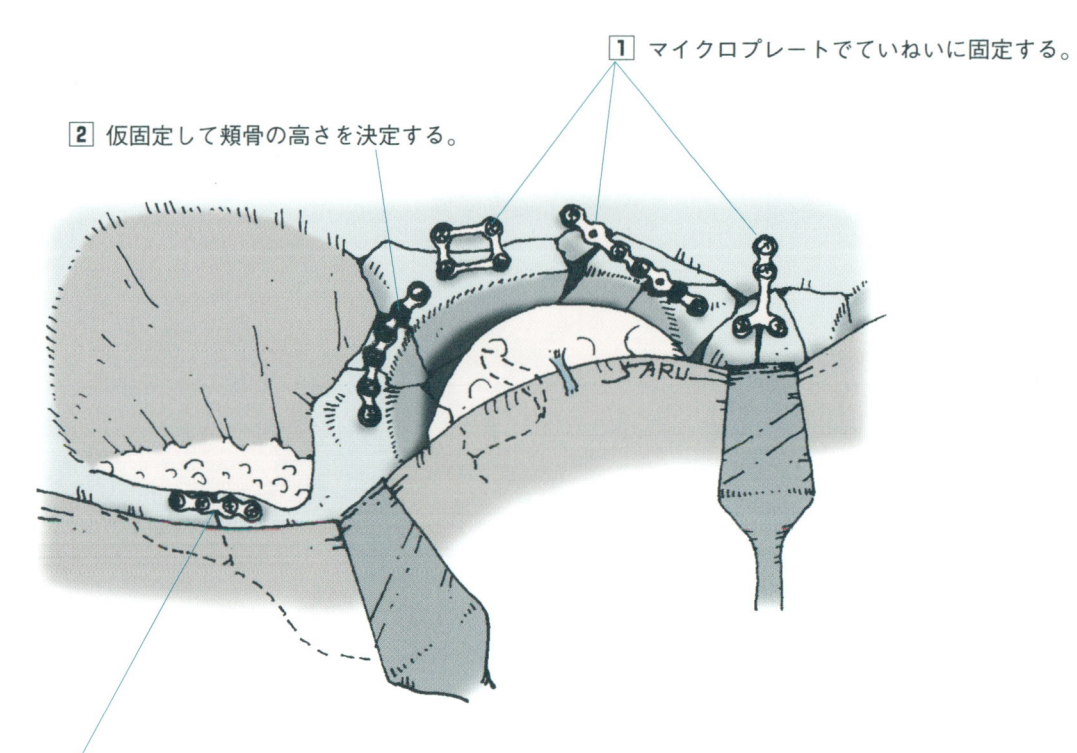

3 頬骨弓を展開し、マイクロプレートで固定する。ここは前後的な位置を決める重要なポイントなので、きちんとアライメントを合わせる。眼窩下縁が粉砕しておらずアライメントが確認できる場合は、頬骨弓は固定しなくてもよい。

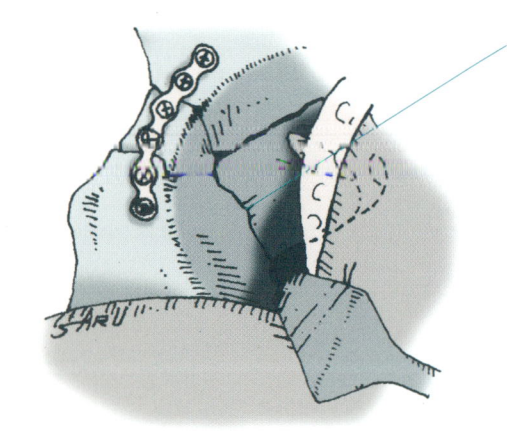

4 頬骨蝶形骨縫合部のアライメントをチェックする。ピタッと合っていれば問題ない。

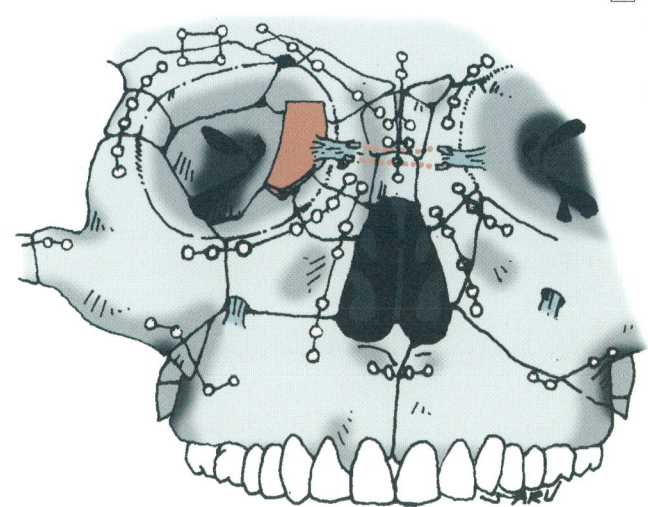

MAXILLARY FRACTURE

5 "外周フレーム"がキッチリ固まったら、そこに合わせて
　上顎骨→鼻篩骨→眼窩底→内眼角靭帯
の順で整復固定していく。

　土台の修復は最初の手術が最もやりやすい。あとから変形を直すのは、ほんとうに難しくなる。このワンチャンスを逃してはいけない。
　時間もかかって根気のいる仕事だが、大事な顔のためだ。がんばって仕上げましょう。

《著者略歴》

菅原康志（リラ・クラニオフェイシャル・クリニック院長，自治医科大学形成外科客員教授）

1986年香川医科大学卒業後、東京大学形成外科に入局。長庚記念医院（台湾）、Göteborg大学（Sweden）留学を経て、2008年自治医科大学形成外科教授。2015年より現職。医学博士。

宇田宏一（新小山市民病院形成外科科長）

1995年広島大学卒業。広島大学整形外科研修後、東京大学形成外科に入局。自治医科大学、静岡済生会総合病院を経て、2014年より自治医科大学形成外科准教授。2017年より現職。医学博士。

去川俊二（自治医科大学形成外科講師）

1998年山形大学卒業後、東京大学形成外科に入局。国立がんセンター、ミュンヘン大学留学を経て2011年より現職。医学博士。

インストラクション・フェイシャルフラクチャー
すぐに役立つ顔面骨折治療の技　　　　＜検印省略＞

2007年4月1日	第1版第1刷発行
2008年7月1日	第1版第2刷発行
2011年4月20日	第1版第3刷発行
2014年9月10日	第1版第4刷発行
2017年7月1日	第1版第5刷発行

定価（本体 9,000 円＋税）

編　著　菅原康志
発行者　今井　良

発行所　克誠堂出版株式会社
〒113-0033　東京都文京区本郷 3-23-5-202
電話（03）3811-0995　振替 00180-0-196804
URL　http://www.kokuseido.co.jp

印刷・製本　日経印刷株式会社

ISBN978-4-7719-0318-0 C3047 ￥9,000E
Printed in Japan ©Yasushi Sugawara 2007

- 本書の複製権・翻訳権・上映権・譲渡権・公衆送信権（送信可能化権を含む）は克誠堂出版株式会社が保有します。
- 本書を無断で複製する行為（複写，スキャン，デジタルデータ化など）は、「私的使用のための複製」など著作権法上の限られた例外を除き禁じられています。大学，病院，診療所，企業などにおいて，業務上使用する目的（診療，研究活動を含む）で上記の行為を行うことは，その使用範囲が内部的であっても，私的使用には該当せず，違法です。また私的使用に該当する場合であっても，代行業者等の第三者に依頼して上記の行為を行うことは違法となります。
- JCOPY ＜（社）出版者著作権管理機構　委託出版物＞
本書の無断複写は著作権法上での例外を除き禁じられています。複写される場合は，そのつど事前に（社）出版者著作権管理機構（電話 03-3513-6969，FAX 03-3513-6979，e-mail：info@jcopy.or.jp）の許諾を得てください。